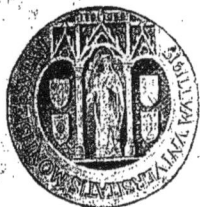

M. POZZO-DI-B...

CONTRIBUTION AU TRAITEMENT

DE

L'ÉCLAMPSIE

MONTPELLIER

IMPRIMERIE CENTRALE DU MIDI

(HAMELIN FRÈRES)

—

1902

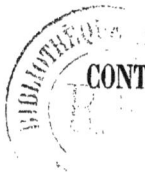

CONTRIBUTION AU TRAITEMENT

DE

L'ÉCLAMPSIE

CONTRIBUTION AU TRAITEMENT

DE

L'ÉCLAMPSIE

PAR

M. POZZO-DI-BORGO MOLINIER

DOCTEUR EN MÉDECINE

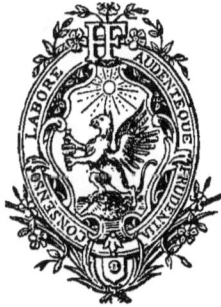

MONTPELLIER

IMPRIMERIE CENTRALE DU MIDI

(HAMELIN FRÈRES)

—

1902

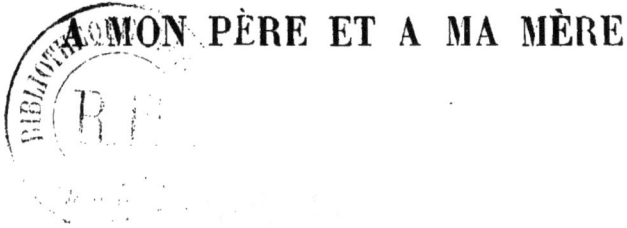

A MON PÈRE ET A MA MÈRE

A MON FRÈRE

MEIS ET AMICIS

POZZO-DI-BORGO MOLINIER.

A MONSIEUR LE CHANOINE SICARD

SUPÉRIEUR AU PENSIONNAT DU SACRÉ-CŒUR

Mon premier Maître

Respectueux hommage de notre reconnaissance.

POZZO DI-BORGO MOLINIER.

A MES MAITRES

DE LA FACULTÉ DE MÉDECINE DE MONTPELLIER

A M. LE PROFESSEUR AGRÉGÉ VALLOIS

POZZO-DI-BORGO MOLINIER.

A MES MAITRES

DE L'ÉCOLE DE MÉDECINE DE MARSEILLE

A MONSIEUR LE PROFESSEUR QUEIREL

CHEVALIER DE LA LÉGION D'HONNEUR

DIRECTEUR DE L'ÉCOLE DE MÉDECINE DE MARSEILLE

POZZIO-DI-BORGO MOLINIER.

2

AVANT-PROPOS

Au moment de présenter à l'approbation de nos juges cette thèse inaugurale, nous ne saurions trop réclamer l'indulgence nécessaire à notre jeune expérience.

Ayant eu, pendant cette dernière année de nos études médicales, l'occasion d'observer d'assez nombreux cas d'éclampsie, nous avons eu l'idée, encouragé dans cette voie par M. le professeur agrégé Vallois, de tracer les indications thérapeutiques que comporte cette terrible complication de la puerpéralité.

En faisant, après tant d'autres, une étude sur la thérapeutique de l'éclampsie, nous n'avons pas la prétention d'indiquer ici un traitement nouveau ; quelques préceptes de pratique courante, c'est tout ce que nous avons cherché à exposer dans ce modeste travail.

Nous avons été guidé dans notre tâche par la conduite que nous avons vu tenir à la Maternité de Montpellier par M. le professeur agrégé Vallois, chargé du service, et à la Maternité de Marseille par M. le professeur Queirel. Les observations annexées à cette étude prouvent les heureux résultats obtenus par nos Maîtres.

Arrivé au terme de nos études médicales, qu'il nous soit permis d'exprimer ici notre reconnaissance à tous ceux qui nous ont guidé avec tant de bienveillance dans le cours de ces études.

Nous exprimons notre vive gratitude à M. le professeur Queirel et à M. le professeur agrégé Vallois, dont l'accueil bienveillant ne nous a jamais fait défaut ; tous les deux, l'un à la Maternité de Marseille, l'autre à la Maternité de Montpellier, nous ont fait comprendre quelles sont les qualités du bon accoucheur et montré les soins réclamés par les nouveau-nés.

Nous tenons à remercier M. le docteur Platon, chef de clinique à la Clinique obstétricale de Marseille, de la bienveillante et amicale sympathie qu'il nous a toujours montrée.

Merci aussi à nos anciens Maîtres de l'École de Marseille et à ceux de la Faculté de Montpellier, pour l'enseignement qu'ils nous ont donné pendant la durée de nos études.

Nous prions enfin M. le professeur Tédenat, qui nous a fait le grand honneur d'accepter la présidence de notre thèse, de vouloir bien recevoir l'expression de notre respectueuse gratitude.

INTRODUCTION

Nous ne ferons pas dans cette étude du traitement des crises éclamptiques l'historique de la nosographie de ces crises, historique qui ne présenterait. aucun intérêt au point de vue qui nous occupe dans ce travail.

Disons seulement que depuis un temps immémorial l'on a étudié les convulsions que les femmes enceintes présentent au cours de leur puerpéralité, convulsions dont on a voulu faire une entité nosologique : l'éclampsie. M. le professeur Pinard, dans ses leçons de 1893, s'est élevé avec raison contre cette expression. Il a rappelé qu'il considérait les convulsions éclamptiques comme une des manifestations de l'auto-intoxication gravidique, et, s'appuyant sur les remarquables expériences de Bouchard, confirmées par celles de Hahn, de Massen et de Paulow, il admettait que cette auto-intoxication gravidique était liée à une insuffisance physiologique du foie, à une hépato-toxémie gravidique ayant pour manifestations précoces les vomissements, le ptyalisme ou sialorrhée, les démangeaisons, l'albuminurie, etc., et pour manifestations ultimes les vomissements incoercibles et les accès convulsifs.

La théorie de l'hépato-toxémie est séduisante, elle répond à beaucoup de faits cliniques ; de plus, elle est corroborée par les recherches anatomo-pathologiques récentes, qui ont toujours permis de constater des lésions du foie chez les femmes mortes, soit-disant d'éclampsie, alors que l'on ne trouve pas toujours des lésions rénales appréciables, mais ce n'est qu'une théorie ; il n'est permis, et le professeur Pinard le dit lui-même, il n'est permis de considérer cette conception autrement que comme une hypothèse jusqu'au jour où cliniquement on aura décélé la présence de ces toxines, démontré leur origine hépatique et leur action, donné les moyens de les reconnaître facilement en clinique et trouvé les antitoxines.

Aussi nous ne voulons ni ne pouvons discuter cette question si peu exactement connue de la pathogénie des crises éclamptiques. Nous ne retiendrons de tout ce qui précède que ce fait admis aujourd'hui par tous les auteurs, que les convulsions éclamptiques sont les manifestations neurasthéniques d'une intoxication gravidique, et nous nous bornerons à donner dans cette étude la description clinique des symptômes qui peuvent précéder, accompagner ou suivre les crises d'éclampsie. Cec fera l'objet de la première partie de ce travail, pour en tirer ensuite les indications thérapeutiques qui nous paraissent en découler, ce qui fera l'objet de la seconde partie et le but principal de notre thèse.

CONTRIBUTION AU TRAITEMENT

DE

L'ÉCLAMPSIE

PREMIÈRE PARTIE

CHAPITRE I

Période prééclamptique

I. — L'accès éclamptique débute rarement sans que les autres manifestations de l'auto-intoxication gravidique n'aient attiré avant l'attention du médecin. Dans la grande majorité des cas, c'est l'albuminurie qui avertit que la femme enceinte est en état d'intoxication gravidique. L'albuminurie peut faire défaut ou ne précéder que de quelques jours, voire même de quelques heures, l'attaque d'éclampsie ; nous ne parlons pas, bien entendu, des cas, et malheureusement c'est ce qui arrive le plus souvent pour les éclamptiques amenées dans nos maternités, où la femme ne s'étant pas faite examiner pendant sa grossesse, ce précieux symptôme est passé inaperçu. Quand l'albuminurie fait défaut, malgré les précautions prises en faisant des analyses d'urines répétées, on se trouvera bien souvent surpris par la terrible complication.

II. — Mais il est d'autres symptômes qui, à eux seuls, pourront faire prévoir la crise éclamptique, par conséquent instituer à temps une médication appropriée et coujurer ainsi le danger. Nous n'insisterons pas sur les autres grandes manifestations précoces de l'auto-intoxication gravidique : vomissements incoercibles, sialorrhée abondante, certains œdèmes ; l'œdème des membres inférieurs, l'œdème de la paroi abdominale et, en particulier, l'œdème sus-pubien, œdèmes considérables, qui vont parfois jusqu'à l'anasarque et ne reconnaissent pour cause ni une affection locale ou une lésion organique, telle que les varices, ou une lésion cardiaque, ni une affection générale, telle que le mal de Bright, ni un développement anormal de l'utérus, dû à l'hydramnios, ou à une grossesse double, et qui sont dus à des modifications du sang causes par l'auto-intoxication gravidique. Tous ces symptômes entraînent à eux seuls le diagnostic d'intoxication et forcent, pour ainsi dire, le clinicien à instituer le traitement prophylactique de l'accès éclamptique. Nous voudrions attirer l'attention des praticiens sur ces symptômes, que Chaussier a fort bien étudiés sous le nom de signes prémonitoires, qui constituent les prodromes souvent fort éloignés des convulsions éclamptiques et qui, mieux connus et surtout mieux observés, permettraient d'attaquer le mal plus tôt, plus énergiquement et par conséquent avec plus de chances de succès.

Le plus important de ces signes qui, d'après Chaussier, sont au nombre de trois, est sans contredit la céphalalgie précédant toujours ou presque toujours, souvent de plusieurs semaines, accompagnant et survivant même aux crises. Elle est intense, tenace ; localisée à la région frontale, son acuité est telle parfois, qu'elle semble absorber les facultés intellectuelles de la malade en imminence de crise.

Le second signe, par ordre d'importance, est très fréquent aussi, moins cependant que le précédent, surtout dans la période prééclamptique : c'est la douleur épigastrique, les maux d'estomac, comme disent les malades ; c'est une sorte de constriction au niveau de l'estomac, s'accompagnant ou non de vomissements, une douleur vive, acquérant souvent une grande intensité, qui va jusqu'à arracher des cris à la malade.

Enfin le troisième signe est constitué par les troubles de la vue, que nous avons observés moins fréquemment que les autres symptômes prodromiques : ils consistent en des mouches volantes, en une sensation de brouillard ; ces troubles vont, quelquefois, jusqu'à la diplopie et à la cécité complète. Quand ce signe existe, il indique très souvent une réactivité spéciale du système nerveux aux toxines qu'imprègnent l'organisme.

Mais, outre les signes de Chaussier, il en existe d'autres qui éclairent souvent ou modifient singulièrement le tableau clinique de la période prééclamptique.

Les fonctions psychiques sont, très souvent, les premières atteintes : l'entourage remarque qu'un changement brusque s'est opéré dans le caractère de la malade : elle est inquiète et agitée, nerveuse et irritable, parfois même elle délire, ou bien, somnolente et indifférente à tout, elle est dans un état voisin du coma. Les fonctions cérébrales ne sont pas seules atteintes par l'intoxication gravidique, les autres appareils sont aussi troublés dans leur fonctionnement : la malade en imminence de crise éclamptique, respire mal, elle se plaint de dyspnée très intense ; nous avons même observé le rythme de Cheines-Stock, comme dans l'urémie. La tension sanguine s'élève de plus en plus. La miction est encore abondante, l'oligurie ou l'anurie ne se produira que lorsque les crises auront déjà éclaté, mais les urines ont une teinte spéciale

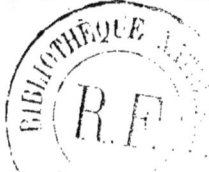

d'un vert noirâtre que l'on ne rencontre presque que dans l'éclampsie. Du côté du tube digestif on observe, nous l'avons déjà dit, des nausées, des vomissements ; la constipation est opiniâtre ; quelquefois, cependant, elle fait place à une diarrhée fétide.

Nous attachons aussi une grande importance au *lumbago* prodromique. Nous l'avons observé plusieurs fois, mais pas d'une façon constante. La douleur lombaire est parfois d'une grande violence. Elle nous paraît sous l'influence des altérations qui se produisent dans les reins, et comme ces altérations sont très fréquentes dans l'éclampsie, il n'est pas étonnant que la douleur s'accuse avec intensité dans les cas où la crise éclamptique est sur le point de survenir.

Quand on observe tous ces symptômes, prodromes des convulsions, isolés ou groupés, l'on peut presque, à coup sûr, prédire la crise éclamptique ou du moins la redouter. La malade est en état d'*éclampsisme*, suivant l'expression de M. Bar, voulant caractériser cet état particulier décrit par M. Bouffe de Saint-Blaise, où la femme n'ayant pas d'albuminurie et pas encore de crise, n'en est pas moins une éclamptique par ses lésions viscérales : « La maladie est constituée » avant qu'il y ait eu une attaque convulsive: ces attaques » peuvent même être prévenues par un traitement énergique » approprié. »

La conclusion que nous tirerons de cette courte étude de la période prééclamptique sera donc que tous nos efforts doivent tendre vers la recherche des symptômes qui peuvent nous faire reconnaître le début de l'hépato-toxémie gravidique : car, à ce moment, la thérapeutique et l'hygiène seront toutes puissantes.

Malheureusement, les symptômes qui marquent le début de l'intoxication gravidique ne peuvent ou ne sont pas toujours observés par le clinicien ; car, ou bien la femme laisse évoluer

sa grossesse en dehors de l'observation de l'accoucheur ; ou
bien ces symptômes ont été si légers, de si courte durée, en
si petit nombre, réduits quelquefois à un seul, qu'ils n'ont pas
attiré l'attention de ce dernier. Il se trouve alors brusquement en présence de l'état de mal éclamptique.

CHAPITRE II

Une attaque d'éclampsie se compose de trois séries de phénomènes distincts ; tous les accès convulsifs se ressemblent et présentent entre eux une remarquable uniformité.

Les convulsions toniques, les convulsions cloniques et le coma.

I. — Au moment où la crise va commencer, la malade paraît absorbée et la plupart des signes prodromiques s'exaspèrent, l'agitation augmente, la tête se balance à droite et à gauche, les yeux roulent dans leur orbite, un frémissement court sur la peau du visage et agite de préférence les ailes du nez ; les membres sont secoués comme par un courant électrique, les bras se placent en pronation, l'avant-bras fléchi sur le bras, le pouce dans la paume de la main et emprisonné par les autres doigts. Tous ces phénomènes se passent sans que la femme pousse le moindre gémissement et sans qu'elle ait connaissance de ce qu'elle éprouve. La période d'invasion, ainsi que Depaul appelle ce début, est terminée, elle n'a duré que quelques secondes, la période des convul·sions toniques va lui succéder immédiatement.

Le mouvement de va-et-vient de la tête et des yeux s'arrête ; le regard devient fixe et dirigé à gauche ; la tête est inclinée sur l'épaule droite, tandis que la face regarde à gauche d'une manière effrayante un objet placé au-dessus d'elle et qui semble l'épouvanter. La pupille, quand on peut l'apercevoir, est dilatée, la bouche entr'ouverte, la langue est

projetée avec des tremblements fibrillaires entre les mâchoires.
Pâle d'abord, le visage devient livide, la respiration est
pénible, brève, courte, saccadée. Bientôt elle est complètement suspendue par une contraction violente de tous les
muscles de la poitrine et d'une façon si longue qu'il semble
à l'observateur anxieux que la malade va succomber asphyxiée.
Cette impression a d'autant plus sa raison d'être que les yeux
sont congestionnés et sortent de leur orbite, les joues, le nez
et les lèvres sont tuméfiés et cyanosés ; le cou est gonflé et
les bras et les jambes se raidissent. La tendance de tout le
corps est de se porter vers la gauche ; on observe quelquefois
aussi l'opisthotonos. Tous les muscles de la vie de relation,
en un mot, sont en proie à la convulsion tonique.

Cet état ne dure guère plus d'une à trois minutes, mais
la suspension complète de la respiration ne dépasse pas une
minute, car les phénomènes d'asphyxie sont si prononcés
que la vie n'est pas compatible avec un temps plus long.

Les muscles de la vie organique entrent-ils en contraction
spasmodique sous l'influence du mal éclamptique ? Lacha-
pelle et Tyler Smith l'ont admis, mais Jacquemier et Depaul
le nient. Il n'est pas prouvé que l'estomac et le cœur soient
envahis ; il est, au contraire, parfaitement constant que
l'utérus n'est que très médiocrement impressionné, si toutefois
il l'est. Quant à l'intestin et à la vessie, nous avouons que
nous conservons des doutes à cet égard, à cause des évacua-
tions involontaires qui sont fréquentes ; toutefois, nous devons
dire qu'on les a attribuées à l'action du diaphragme et des
parois abdominales.

II. — Quand les convulsions cloniques succèdent aux convulsions toniques, la scène change complètement ; une détente
s'opère. A ce moment, tous les muscles de la vie de relation
vont entrer en contraction et un frémissement général

commence à les agiter. A la face, on voit les muscles orbiculaires se contracter et se relâcher alternativement ; les paupières supérieures s'abaissent et se relèvent avec une grande
rapidité. L'œil est le plus souvent terne et roule dans l'orbite,
mais, de temps en temps, le regard s'allume pendant un intervalle extrêmement court, pour s'éteindre aussitôt. L'œil
semble lancer des éclairs.

Pendant la contraction des mâchoires, la langue est souvent
lésée, profondément même. Cette blessure peut donner lieu à
une hémorragie grave. Nous indiquerons plus tard les moyens
de la prévenir ou d'y remédier.

Pendant cette période de l'accès, la respiration se fait très
mal ; les orbiculaires des lèvres, les buccinateurs et les muscles
de la respiration, par leurs alternatives de contraction et de
détente, secondées par la langue convulsée cloniquement, agi-
tent l'air contenu dans la cavité buccale avec la salive qu'ils
battent, et ils forment une écume qui est rejetée à l'extérieur
et s'écoule en bavant des deux côtés de la bouche.

D'abord très rapides, les convulsions cloniques se ralentis-
sent peu à peu à diminuant à peine d'intensité et, vers la fin
de cette période, on voit trois ou quatre convulsions bien nettes
et bien séparées annoncer la fin de ce que l'on appelle l'accès
éclamptique. Pendant cette période, il n'est pas rare de voir les
malades perdre leurs urines et leurs matières fécales.

Cette période n'a pas la gravité immédiate de la précédente,
elle ne menace pas la vie. La respiration se fait mal, mais
encore elle se fait.

Pendant tout le temps que dure l'accès éclamptique, l'hypertension sanguine atteint son maximum (25 centimètres de mercure, MM. Queirel et G. Raynaud, de Marseille). Nous verrons
plus loin, à propos du traitement, quelles sont les indications
thérapeutiques qui découlent de cette hypertension.

III. — Le coma est annoncé par une vaste inspiration ; les narines se dilatent outre mesure et les narines battent contre la cloison. Le trismus a complètement cessé, les membres sont en résolution complète. Il n'y a plus de contracture ni de rigidité musculaire. Les yeux sont voilés et la pupille dilatée. La sensibilité est encore abolie et la respiration est stertoreuse ; c'est un sommeil lourd et léthargique avec résolution et sensibilité très obtuse.

Quand le coma est incomplet, on peut, en insistant, tirer les malades de leur assoupissement et provoquer de leur part quelques grognements. Elles manifestent de la douleur pendant les contractions utérines ; elles portent les mains sur leur ventre ; si l'on veut pratiquer une saignée, elles résistent, se retournent et parviennent à retirer leurs bras ; le sang coule dans le lit ; le parallélisme des bords de la plaie se trouve détruit et la saignée coule mal.

La cause du coma est une violente congestion cérébrale qui est décelée par la congestion de la face et du cou. C'est donc une période secondaire de l'affection.

Dans la plupart des cas, après l'attaque, les malades recouvrent leur lucidité complète et jouissent de leurs facultés après un état de torpeur plus ou moins long. La mémoire, souvent, reste en défaut pendant plusieurs jours. Cependant, dans bien des cas, l'intelligence reste obtuse, les mouvements s'exécutent avec quelque gêne ; il y a une courbature générale et un état d'indifférence morale très caractéristique.

De plus, Bourneville a bien démontré que l'élévation de la température persistait après les convulsions.

Pendant les intervalles des crises la femme est donc toujours éclamptique.

Telles sont les trois périodes des accès éclamptiques ; en général elles sont assez régulières et assez semblables entre elles ; mais quelqufois aussi elles présentent une marche dif-

férente; c'est ainsi qu'après un coma très court on peut observer une grande agitation, des mouvements désordonnés et
des paroles incohé rentes : on observe quelquefois des convulsions partielles, par exemple des convulsions d'un seul bras,
pouvant alterner avec des convulsions généralisées (Obs. de
Dubois).

Quant au nombre des accès, il diffère énormément d'une
malade à l'autre. On a vu des femmes présenter un seul accès
convulsif, tandis que d'autres en ont eu jusqu'à cent. On trouvera des exemples de ces différences de nombre dans nos observations.

Il en est de même sous le rapport de l'intensité, les plus
grandes variétés sont observées. On voit des accès très courts
et très légers, d'autres longs et violents. Une série d'accès
peut se succéder à intervalles tellement rapprochés qu'on dirai t
une seule attaque de longue durée ; ce sont des accès subin-
trants. Une des observations que nous a communiquées le
docteur Platon nous en fournit un exemple.

SECONDE PARTIE

CHAPITRE I

Du traitement dans la période prééclamptique

Les indications sont différentes suivant que l'on intervient dans une période encore éloignée des crises éclamptiques alors que l'auto-intoxication gravidique vient de se révéler par une de ses manifestations les plus précoces et les plus certaines, par la présence de l'albumine dans les urines de la femme enceinte, période où l'on pourra instituer un traitement vraiment prophylactique des convulsions éclamptiques, ou suivant que l'on intervient dans une période beaucoup plus rapprochée des crises, dans la période prééclamptique lorsque l'intoxication à déjà profondément imprégné l'organisme de la malade et où le traitement prophylactique seul peut ne pas arriver à temps et être assez puissant pour enrayer le mal.

I. — Nous serons très bref sur le traitement à instituer dans la première période, sur le traitement prophylactique des crises éclamptiques, car nous ne pourrions que chanter à notre tour les louanges en l'honneur du régime lacté, l'agent merveilleux de ce traitement.

C'est à M. le professeur Tarnier que revient l'honneur

4

d'avoir, en 1875, indiqué d'une façon magistrale le véritable régime qui convient aux femmes albuminuriques. Il avait été mis sur la voie par les leçons du professeur Jaccoud sur la médication lactée parue en 1873. Depuis 1875 où ce traitement prophylactique des accès éclamptiques commença à être rigoureusement suivi dans les maternités, les résultats n'ont pas varié, ils ont toujours été merveilleux.

Il faut reconnaître cependant qu'aucune vue théorique n'a présidé à l'établissement de ce traitement. Il est universellement adopté parce que partout on a pu constater ses bons effets.

Mais si la théorie n'est pour rien dans la découverte de la thérapeutique de l'intoxication gravidique, il n'est pas moins vrai que cette thérapeutique est conforme aux indications que la clinique et la théorie nous fournissent.

Tout ce que nous savons sur l'éclampsie nous indique de diminuer autant que possible la formation dans l'économie de la femme enceinte de substances toxiques et en même temps que de favoriser l'élimination des toxines dont l'existence est la conséquence obligée de la vie cellulaire, aussi bien du côté maternel que du côté fœtal.

Le régime lacté remplit ces deux conditions : tout en constituant un aliment suffisant, le lait est celui d'entre les aliments qui renferme le moins de substances toxiques ou pouvant le devenir par suite des fermentations stomacales ou intestinales.

On supprime du coup la moitié des causes qui, suivant Bouchard, produisent l'intoxication physiologique de l'organisme. En second lieu, le lait est le plus inoffensif et un des meilleurs agents de diurèse, ceci n'a plus besoin d'être démontré ; par conséquent, il favorise l'élimination des toxines déchets de la vie cellulaire en activant la sécrétion urinaire.

De plus, le régime lacté a un troisième effet que nous

rechercherons dans l'état de mal à un degré beaucoup plus énergique et surtout plus rapide en faisant des injections hypodermiques d'eau salée : celui de diluer une même quantité de poison dans une masse de liquide plus grande et de produire ainsi un effet sédatif sur le système nerveux, dont nous reparlerons plus tard.

Nous n'insisterons pas sur le mode d'application du régime lacté, il est connu de tous. Le régime lacté exclusif doit être employé d'emblée, le régime mixte ne donnant que des résultats incertains. C'est avec du tact et de la patience que l'on arrivera à faire accepter le régime lacté absolu et abondant aux malades qui éprouvent de la répugnance pour le lait : on le leur fera prendre de différentes façons : chaud, froid, cru, bouilli, aromatisé ou coupé d'eau de Vichy ou d'eau de Vals ; si l'estomac le digère mal, on fera prendre en même temps de l'eau de chaux médicinale. Le lait des différents animaux, s'il est possible, pourra être essayé.

Il est certainement utile d'assurer en même temps l'antisepsie intestinale, comme le recommande Bouchard. Les agents de l'antisepsie intestinale sont nombreux : bismuth, charbon, naphtol, etc.; on s'abstiendra de prescrire ceux qui ont une influence nocive sur le rein, comme le salol, l'acide salicylique, l'iodoforme, etc. ; mais le meilleur agent de l'antisepsie intestinale est encore le lavage de l'intestin, l'entéroclyse que nous allons décrire dans quelques instants.

A côté du régime lacté absolu et de l'antisepsie intestinale, il est quelques précautions qui, pour n'être que secondaires, n'en sont pas moins importantes. Tout le monde connaît les effets pernicieux du froid et surtout du froid humide dans l'auto-intoxication gravidique, et l'on a fait souvent remarquer combien l'albuminurie et partant les convulsions éclamptiques étaient fréquentes pendant les mois froids et humides, tandis qu'elles sont infiniment plus rares pendant les mois chauds et secs ; il snffit de se rapporter aux dates de nos observations pour constater la véracité de ce fait.

On devra donc surveiller attentivement le vêtement des malades ; prescrire, autant que possible, la longue chemise de flanelle qui forme autour du corps une enveloppe isolante qui entretient une chaleur constante et a, en outre, l'avantage de pousser à la sudation et de former ainsi un léger bain de vapeur permanent, dont l'action dérivative du côté de la peau ne peut être que bienfaisante.

Nous pourrions encore parler ici de toutes les médications employées, de toutes les précautions à prendre dans le traitement de l'albuminurie et, par conséquent, se rattachant au traitement prophylactique des convulsions éclamptiques, mais cela nous entraînerait trop loin du sujet de cette étude.

De tout ce qui précède, nous tirerons les conclusions suivantes : si des observations scientifiquement prises ont démontré qu'une femme peut avoir des accès éclamptiques, sans avoir, au préalable, présenté de l'albumine dans les urines au cours de sa grossesse, cela ne prouve qu'une chose, c'est qu'il n'y a pas de règle sans exception. Encore on peut ajouter que ces exceptions deviendraient, peut-être, infiniment plus rares si les analyses cliniques d'urines étaient faites avec certaines précautions.

M. le professeur Bar a démontré, en effet, la présence d'une albumine acéto-soluble qui pouvait échapper à une analyse clinique forcément superficielle. Or il ne faut jamais méconnaître la règle, et ne jamais oublier d'examiner souvent, très souvent et d'une façon scientifique, les urines d'une femme enceinte, car c'est le meilleur moyen que nous ayons à l'heure actuelle pour déceler l'intoxication, et les résultats cliniques sont là pour démontrer, conformes en cela avec la théorie, que le régime lacté absolu constitue vraiment le traitement prophylactique des accès éclamptiques. On ne cite guère que le cas de Lepage où une femme, ne prenant que du lait depuis trois semaines, devint éclamptique. Aussi Budin et Tarnier ont pu dire sans être taxés d'exagération : « Nous n'avons pas » encore vu une femme albuminurique, ou ayant donné des » signes évidents d'intoxication gravidique, soumise depuis » huit jours au régime lacté devenir éclamptique. » Si la proposition n'est pas absolue, elle est vraie dans la presque totalité des cas.

Donc, si les accoucheurs, dans l'état actuel de nos connaissances, n'ont pas encore de traitement spécifique des accès éclamptiques, ils ont des armes presque suffisantes pour les prévenir.

II. — Dans la seconde période ou pour mieux dire dans la période vraiment prééclamptique, alors que l'intoxication, durant déjà depuis quelque temps, a imprégné profondément l'organisme qui commence à réagir, réactivité qui se signale déjà par les symptômes avant-coureurs de la crise d'éclampsie, les indications thérapeutiques restant les mêmes au point de vue théorique se modifient au point de vue clinique.

Il faut toujours, comme dans la première période, diminuer autant que possible la formation dans l'économie de la femme en état d'intoxication gravidique de substances toxiques, soit en ne les introduisant pas avec les ingesta, soit en favorisant l'élimination des toxines qui résultent du travail intestinal ; cette double indication est encore remplie par le régime lacté et l'antisepsie intestinale.

Il faut encore, comme précédemment, favoriser l'élimination des poisons, déchets de la vie cellulaire, ainsi que de ceux accumulés dans l'organisme de la femme enceinte, en état d'éclamptisme, mais ici il faut agir vite et énergiquement. La thérapeutique ancienne et la thérapeutique moderne, en s'associant, nous donneront un double moyen pour remplir ces nouvelles indications cliniques. Nous voulons parler de la saignée et de l'hypodermoclyse, ou injections sous-cutanées d'eau salée, dont nous allons nous occuper dans un instant.

Il est une indication qui prime toutes les autres, celle de tarir en premier lieu une des sources de l'intoxication, celle de rejeter hors de l'organisme les toxines qui nous viennent de la surface intestinale. Il faut donc débarrasser l'intestin des matières fécales accumulées, milieu où se produisent des fermentations anormales, et laver ensuite cet intestin pour le débarrasser des poisons dont il est imprégné ; cette indication sera remplie par l'emploi d'un lavement évacuatif précédent l'entéroclyse, ou lavage de l'intestin, dont nous avons dit un mot au sujet du traitement prophylactique dans la première période, et que nous allons décrire ici.

Quand on n'est pas pressé par des symptômes alarmants, on doit faire précéder le lavement évacuatif de l'administration par la voie stomacale d'un purgatif ; on assurera ainsi non seulement l'évacuation de l'intestin et son antisepsie, mais même celle du tube digestif tout entier y compris l'estomac ; de plus, le rôle du lavement évacuatif sera rendu plus facile et plus efficace.

Le lavement évacuatif se composera soit simplement d'eau bouillie, soit mieux encore d'eau bouillie dans laquelle on ajoutera une à deux cuillerées de glycérine par litre ; on peut aussi employer le liquide de l'entéroclyse dont nous allons donner la formule très simple.

Le premier effet du lavement évacuatif est de ramener d'abord des selles ordinairement abondantes, souvent dures et mal dirigées, presque constamment horriblement fétides.

Lorsque toutes les selles ont été évacuées, le liquide revient clair, n'entraînant plus aucune matière solide.

On pratique alors l'entéroclyse proprement dite : après avoir fait coucher la malade sur le côté gauche, on fait à l'aide d'une longue canule rectale et d'un bock, qu'on élève à une hauteur justement suffisante pour assurer la pénétration du liquide, de très abondantes irrigations avec de l'eau bouillie tiède renfermant 7 grammes de chlorure de sodium pour 1000 grammes. Dès qu'une certaine quantité de liquide a pénétré, on fait mettre la malade sur le côté droit ; cette alternative de décubitus latéral a pour but de faire pénétrer le liquide de l'entéroclyse beaucoup plus avant dans l'intestin.

Le liquide commence par sortir clair, mais un bout d'un certain temps il est coloré en jaune par la bile. Cela ne dure qu'un temps assez court. Cet écoulement de bile disparaît bientôt et le liquide devient de nouveau clair ; on interrompt alors l'entéroclyse.

Outre les indications cliniques et théoriques que l'entéroclyse remplit et dont nous avons parlé plus haut, le lavage de l'intestin a un autre avantage, celui de favoriser une certaine absorption d'eau et, par conséquent, c'est encore un des moyens qui concourent à diluer une même quantité de toxines dans une masse plus grande de liquide.

Le lavage de l'intestin étant terminé, on commencera le lavage ou lessivage du sang.

Ce traitement consiste dans l'action associée de la saignée et de la transfusion d'eau salée ou liquide physiologique.

La saignée seule a été une des plus anciennes médications employées dans les crises convulsives des femmes enceintes ; elle correspondait aux vues théoriques qui faisaient de l'éclampsie une affection due à l'altération matérielle des centres nerveux provoquée par la congestion cérébro-spinale.

Elle eut des défenseurs et des détracteurs, ayant, comme la plupart des médications employées dans les crises éclamptiques, ses avantages et ses inconvénients.

Elle a un avantage indiscutable, signalé par tous ceux qui ont pratiqué la phlébotomie chez des malades en proie

aux convulsions éclamptiques, c'est d'amener preque toujours
un certain éloignement des accès. Depaul, dans ses *Cliniques*,
et Charpentier dans son *Traité d'accouchements*, insistent
tous les deux sur ce point, qu'aussitôt après la saignée,
dans la grande majorité des cas, on observe un certain temps
d'arrêt dans les attaques, et que, même dans les cas où les
accès ont continué, ils ont été moins violents.

La phlébotomie fournit donc à elle seule un répit précieux
qui permet aux autres médications, qui demandent un certain
temps pour agir, de produire tous leurs effets. Aussi est-elle
d'un précieux secours quand le médecin intervient au moment
même des crises.

Cette heureuse influence de la saignée se comprend sans
faire intervenir la décongestion cérébrale ; l'utilité de la saignée repose sur le résultat expérimental avancé par Bouchard et rappelé par Landouzy, à savoir que 50 centimètres
de matières extractives sont rejetées hors de l'organisme par
une saignée de 34 grammes ; on enlève donc, en même temps,
une certaine dose de substances toxiques, d'où une amélioration au moins passagère dans les manifestations de l'intoxication.

C'est par une action analogue que l'on peut expliquer, du
moins en partie, l'amélioration que l'on observe à la suite de
l'accouchement ; l'écoulement de sang qui accompagne toujours la délivrance est, pour ainsi dire, une saignée naturelle,
providentielle.

Mais, comme nous l'avons dit plus haut, si la saignée a
des avantages, elle a aussi de sérieux inconvénients.

Dans le présent, c'est-à-dire au moment où on la pratique,
elle fait subir de trop grandes et surtout de trop brusques
variations à la pression sanguine. Il est à craindre que la déplétion vasculaire ne devienne une cause d'excitation du bulbe
et de la moelle, comme on le voit dans les grandes hémorragies.

De plus, en abaissant la pression sanguine, elle augmente la vitesse de la circulation ; or la physiologie nous enseigne que toute sécrétion est directement proportionnelle à la pression sanguine et inversement proportionnelle à la vitesse de la circulation, donc la saignée ralentit la sécrétion urinaire et diminue l'élimination des toxines qui restent dans l'organisme.

Nous verrons dans un moment qu'on remédie à cet inconvénient en associant à la saignée les injections hypodermiques d'eau salée qui relèvent la pression sanguine.

Dans l'avenir, la phlébotomie, fait remarquer Joulin, peut jeter les femmes dans un état hydro-anémique dont l'intensité peut être grave. « Elle appauvrit le sang de l'éclamptique, » comme le dit Charpentier, sang déjà pauvre, et plonge la » malheureuse dans un état chloro-anémique dont l'intensité » et la persistance inspirent toujours de grandes craintes. »

Mais ici encore, en associant la phlébotomie à l'hypodermoclyse, on atténue beaucoup la valeur de cet argument ; en effet, les injections hypodermiques d'eau salée sont actuellement la meilleure et la plus énergique des médications que nous ayons à opposer à l'anémie aiguë consécutive, aux hémorragies.

Comme on le voit par ce qui précède, les plus sérieuses objections que les accoucheurs faisaient à la saignée tombent devant l'association de la saignée et de l'hypodermoclyse. Les deux actions se combinent et se complètent mutuellement, et, comme nous le dirons dans quelques instants en parlant de l'hydermoclyse, la saignée à son tour remédie aux inconvénients des injections sous-cutanées d'eau salée.

Nous n'indiquerons pas ici le manuel opératoire de la phlébotomie, on le trouvera dans tous les traités de petite chirurgie. Disons seulement que l'émission sanguine doit être abondante : 500 à 700 et même 800 grammes de sang (Obser-

vation de Porak : 35 accès, durée cinq jours, spoliation san
guine : 1400 grammes, injection d'eau salée : 5700 grammes
Lorsque les crises ont lieu au moment de l'accouchement o
après l'accouchement, on doit évidemment tenir compte d
l'hémorragie, de la délivrance et, suivant la gravité des crises
suivant la quantité de sang déjà perdu, on fait une saigné
plus ou moins forte. L'observation attentive de la malad
donne la mesure du traitement. C'est affaire de tact cliniqu

Nous allons examiner le second sujet de cette double actio
thérapeutique, je veux parler des injections sous-cutanée
d'eau salée à 7 pour 1000, de l'hypodermoclyse, suivant l
désignation qui lui a été récemment donnée.

L'indication clinique qui a conduit à employer ces injection
sous-cutanées d'eau salée est l'oligurie ou l'anurie que l'o
observe dans la plupart des cas des crises éclamptiques.]
était donc naturel de rechercher un agent qui, introduit dan
l'organisme, favorisât l'élimination des produits toxiques et
activant la sécrétion urinaire. Telle est du moins l'idée théo
rique qui dirigea M. Porak dans ses essais. « Quand les ma
lades arrivent à l'hôpital, dit-il, dans l'immense majorité de
cas elles n'urinent pas, elles ne mouillent pas leur drap, e
quand on les sonde on ne retire qu'une petite quantité d'urin
qui présente ces teintes foncées, verdâtres, si connues et s
spéciales à l'éclampsie. Or, considérant l'éclampsie comme
une intoxication aggravée sérieusement par l'oligurie ou
l'anurie, je visais la seule indication de rétablir la miction. ›

En effet, à la suite de l'hypodermoclyse, on constate presque
toujours que les draps des malades sont abondamment mouillés
et nous voyons noté dans nos observations l'apparition de
sueurs que l'on dit quelquefois abondantes.

Mais ce rétablissement de la diurèse, qui est incontestable,
n'est pas le seul effet des injections hypodermiques d'eau
salée.

Il est en effet des cas où le rétablissement de la fonction urinaire a lieu d'une façon telle qu'elle ne puisse pas expliquer les résultats heureux que l'on obtient de la médication. Nous allons nous expliquer. Il nous a été donné d'observer ce fait intéressant, qu'une abondante diurèse a précédé ou même accompagné une ou plusieurs crises. D'autre part, nous avons pu constater que, quoique la quantité d'urine fût nulle ou presque nulle pendant la période de sécrétion suivant immédiatement l'hypodermoclyse et que la période de polyurie ne se produisît qu'après un certain temps, l'arrêt des attaques ou leur éloignement avait lieu le plus souvent immédiatement.

Ces constatations sont diamétralement opposées aux idées régnantes actuellement. Il faudrait que l'attention des observateurs se portât sur l'état de la sécrétion urinaire dans la période prééclamptique chez les femmes en état d'intoxication gravidique.

Nous sommes donc amené à penser, d'une part, que la diminution de la sécrétion urinaire constatée chez les femmes en état d'éclampsie est le résultat et non la cause des attaques, résultat singulièrement propre, il est vrai, à aggraver l'intoxication cause première des convulsions, ce qui expliquerait comment à l'autopsie de femmes mortes en état de convulsions éclamptiques avec une anurie complète on ne trouve pas de lésions rénales capables d'expliquer cette anurie; d'autre part, que l'introduction dans l'appareil circulatoire de quantités importantes d'eau salée agit comme sédatif sur le système nerveux, sans doute en diluant les produits toxiques contenus dans le sang et en atténuant ainsi leur puissance.

Quoi qu'il en soit, la suspension des attaques permet à la circulation de retrouver son équilibre et aux sécrétions de reprendre leur cours normal; la sécrétion urinaire est évidem-

ment favorisée par le supplément de tension sanguine imprim
à l'appareil circulatoire, ainsi que par les effets diurétiques d
chlorure de sodium que l'on admet aujourd'hui sans toutefoi
pouvoir le démontrer.

Toutefois les injections hypodermiques massives d'eau salé
ne sont pas sans danger. M. le professeur Pinard (treizièm
congrès international des sciences médicales tenu à Paris e
1900) a insisté sur les dangers que l'on faisait courir au
femmes albuminuriques en employant chez elles les injection
sous-cutanées d'eau salée, ce danger tenant à ce que l'on aug
mente assez brusquement la tension sanguine chez les fem
mes dont l'hypertension artérielle a été démontrée par le
expériences de MM. Queirel et G. Raynaud, de Marseille.
« J'ai observé, dit-il, dans ces cas, avec des injections ne dé
passant pas 500 grammes, des accidents très graves, asphyxi-
ques, convulsifs. »

Mais ici le rôle hypotenseur de la saignée vient à son tour
contre-balancer les effets nuisibles de l'hypodermoclyse sur la
pression vasculaire et justifier son emploi.

On a aussi accusé les injections d'eau salée de favoriser
l'œdème cérébral et l'œdème aigu pulmonaire. Si ces accidents sont faciles à comprendre à la suite des injections massives chez des femmes dont les reins fonctionnent mal ou ne
fonctionnent pas, on ne peut pas seulement les imputer à l'hypodermoclyse seule, car ces complications se produisent sous
la seule influence de l'éclampsie, et il est difficile de dire si
c'est à l'affection ou à la médication qu'il faut les attribuer
quand on les observe.

Du reste, dans l'injection sous-cutanée l'absorption du liquide se faisant assez lentement, ces complications sont beaucoup moins à craindre que dans l'injection intraveineuse où la
colonne d'eau salée pénètre brusquement dans la circulation.

Aussi croyons-nous que toutes les objections que l'on a

faites à l'hypodermoclyse ne mettent pas en balance ses avantages et qu'elle reste associée à la saignée, la médication la plus énergique que nous ayons à opposer à l'intoxication confirmée et devenue menaçante : enlever une partie du poison à l'aide de la saignée, favoriser la diurèse à l'aide des injections sous-cutanées d'eau salée, ne pas soumettre la tension sanguine à des écarts trop considérables par une disproportion trop grande entre la saignée et l'hypodermoclyse, diminuer la proportion pour 100 du poison par l'action simultanée de la saignée et de l'hypodermoclyse, tels sont les résultats de cette double médication.

Nous dirons un mot ici de la technique opératoire de l'hypodermoclyse.

Parmi les nombreux liquides à formule diverse qui ont été préconisés dans les injections hypodermiques ou intraveineuses : depuis le sérum artificiel du docteur Latta (1883) qui était composé de deux gros de carbonate de soude pour 60 onces d'eau, jusqu'à l'eau de mer albumineuse dont voici la formule :

Eau de mer filtrée   100 grammes
Blanc d'œuf. . .   n° 1
Sulfate de soude.   0, 50 centigrammes.
    battez et filtrez.

employée en 1884 par MM. Bottard, Vallin et Coron délégués par l'administration préfectorale pour soigner les cholériques d'Yport, il en est deux qui sont restés d'un emploi journalier, nous voulons parler du sérum artificiel de M. Hayem, qui se servait d'un liquide composé de :

Eau distillée. . . .   1000 grammes
Chlorure de sodium   5   —
Sulfate de soude pur   8   —

et du liquide physiologique de Cantoni, de Naples, dont le

titre est : 7 grammes de chlorure de sodium pour 1000 grammes d'eau distillée et stérilisée.

Empressons-nous de dire qu'au point de vue thérapeutique
les effets sont les mêmes. Nous préférons donc nous servir du
second, tout simplement parce que la formule en est plus
simple et que tout médecin peut se la procurer facilement.

La meilleure stérilisation du liquide physiologique est
obtenue par l'autoclave. Cependant, dans un cas pressé, l'on
peut se contenter d'une ébullition prolongée, en ayant soin
d'ajouter une quantité un peu inférieure de chlorure de
sodium, pour contre-balancer la perte d'eau résultant de
l'ébullition. L'ébullition ne suffirait pas peut-être si l'infection
devait être faite dans les verres.

Le liquide doit être maintenu pendant tout le temps de
l'injection à une température voisine de 37°5 à 38° centi-
grades.

Ce liquide peut être injecté au moyen de nombreux appareils que nous ne décrirons pas ici. Le plus simple et le
plus commode est le petit appareil appelé vide-bouteille. C'est
un bouchon en gomme à double trou comme celui des bou-
teilles d'eau distillée des laboratoires ; l'un des trous est traversé par l'extrémité d'un tube de gomme long à peu près de
60 à 80 centimètres, à l'autre extrémité duquel on fixe une
grande aiguille de Pravaz ou aiguille de Potin ; l'autre trou
est traversé par un tube en verre qui arrive au fond du
flacon dans lequel on a stérilisé le liquide à injecter.

Ce petit appareil, très facilement stérilisable lui-même,
peut servir en changeant l'instrument terminal et en ayant
des flacons contenant différentes solutions aux irrigations
vésicales, vaginales, utérines, gynécologiques et obstétricales. Il y a de plus l'avantage, en l'élevant plus ou moins
haut, de permettre de pousser l'injection à la vitesse
désirée.

La région où doit être faite l'injection sous-cutanée est indifférente, sauf peut-être dans la région cervicale (1 cas de mort subite cité par Cantani), mais nous n'en voyons pas trop la raison. Il est cependant une région qui nous paraît convenir particulièrement, c'est la région fessière. Le tissu cellulo-graisseux forme là, surtout chez la femme, une couche épaisse dans laquelle il est plus facile d'introduire l'aiguille, qui doit être enfoncée profondément sous la peau au point le plus épais, là où la couche cellulo-adipeuse est la plus abondante.

On doit laver, à l'éther d'abord et au sublimé ensuite, la région où doit pénétrer l'aiguille.

L'injection doit être poussée lentement (de dix à quinze minutes pour 400 à 500 grammes de liquide).

Il est bon de pratiquer un léger massage, de malaxer l'induration qui se forme près de l'aiguille et qui devient de plus en plus saillante au fur et à mesure que le liquide pénètre : on facilite ainsi la résorption du liquide qui doit toujours être vers 37°.

La quantité de liquide injecté en une fois doit être de 400 à 600 grammes et même plus. Ceci, comme nous l'avons déjà dit pour la saignée, est une affaire de tact clinique.

Il faudra, cela se comprend aisément, tenir compte de la résistance de la malade, de sa vigueur, de son état pléthorique ou anémié pour régler la quantité de sang qui devra être soustraite. On se rendra compte de l'abondance des mictions, de la coloration de l'urine, de l'augmentation ou de la diminution de l'albuminurie pour fixer la quantité d'eau qui sera injectée sous la peau.

L'observation attentive de la malade donne la mesure du traitement.

L'on peut, si l'on veut, faire un léger pansement au collodion à la petite plaie résultant de la piqûre.

Tel est, dans ses grandes lignes, le traitement de l'intoxication gravidique au moment où elle se manifeste par les symptômes précurseurs de l'accès éclamptique par la phlébotomie et l'hypodermoclyse associées.

C'est un traitement curatif par excellence, puisque en l'instituant on essaie de supprimer ou tout au moins de diminuer la cause même des prodromes éclamptiques : l'intoxication. En l'appliquant avant les accès, dès que des prodromes assez nets font craindre leur apparition, on aura très souvent, dans la grande majorité des cas, la satisfaction de ne point voir éclore l'état de mal.

Mais il est des cas où les signes prémonitoires des accès éclamptiques ne sont ni assez nets, ni assez intenses pour attirer l'attention du clinicien ; il ne songera aux convulsions éclamptiques que lorsque la malade sera déjà dans une agitation extrême, dans la phase ultime de la période prééclamptique, lorsque la crise va peut-être éclater dans quelques minutes à peine.

Le traitement curatif n'aura pas été d'un effet assez prompt pour empêcher l'éclosion de l'état de mal. Le praticien doit alors immédiatement instituer un traitement symptomatique, c'est-à-dire s'adressant au symptôme crise en diminuant ou en éteignant la réactivité du système nerveux.

La thérapeutique moderne nous a doté de deux agents précieux à cet égard : le chloroforme et le chloral dont nous allons nous occuper dans le chapitre suivant à propos du traitement de la crise éclamptique elle-même.

En agissant ainsi, l'accoucheur empêchera souvent l'accès de se manifester et fera pour ainsi dire avorter celui qui était manifeste. La crise étant conjurée, le traitement curatif reprendra alors tous ses droits.

Les conclusions pratiques que nous tirerons de ce chapitre seront donc les suivantes: le régime lacté appliqué à l'albu-

minurie gravidique constitue un véritable traitement préventif
des accès éclamptiques : il est donc d'une importance capitale
nous le répétons à dessein, d'examiner systématiquement les
urines de toutes les femmes enceintes pendant les derniers
mois de la grossesse, pour dépister rapidement l'albuminurie
et la traiter en conséquence. Cet examen doit être fait au
moins tous les quinze jours à partir du sixième jusqu'au huitième mois et tous les huit jours pendant le neuvième mois ;
il doit être répété presque tous les jours chez les femmes qui,
lors d'une grossesse antérieure, ont été albuminuriques ou
éclamptiques: Lepage a vu succomber en moins de vingt-
quatre heures une femme, enceinte de sept mois, qui avait
été éclamptique lors de sa première grossesse ; l'examen des
urines était fait tous les quatorze jours, dans un service hos-
pitalier ; or la femme fut prise d'accès éclamptiques, la veille
du jour où ses urines devaient être examinées.

Lorsque l'éclampsie est imminente, c'est-à-dire lorsque,
d'après M. Bouffe de Saint-Blaise, elle existe déjà, par suite
d'une insuffisance de traitement, ou parce que le traitement
n'a pas eu le temps d'être institué, il faut tout faire pour empêcher les accès convulsifs d'éclater. En dehors des précautions hygiéniques que nous avons indiquées plus haut, il faut,
bien entendu, prescrire le régime lacté absolu, pratiquer la
saignée suivie d'une injection hypodermique d'eau salée,
administrer en même temps des purgatifs, faire de l'antisepsie
intestinale et, si les réflexes du système nerveux sont exagérés,
donner le chloral et le chloroforme.

CHAPITRE II

Du traitement dans la période des crises éclamptiques.

Si, dans la période prééclamptique, le degré de l'intoxication est l'élément qui augmente ou diminue la gravité du pronostic, lorsque l'état de mal est déclaré, nul ne peut nier que les convulsions, à leur tour, ne viennent ajouter à la gravité du pronostic, soit par les complications encéphaliques, pulmonaires ou cardiaques qu'elles déterminent, soit que, par leur répétition et leur violence, elles amènent l'épuisement et la mort.

Si la gravité du pronostic ne se mesure pas toujours, elle se mesure souvent au nombre, au rapprochement, à l'intensité des crises.

L'accoucheur fera donc œuvre utile en employant tous les moyens que les ressources de l'art lui mettent entre les mains pour faire cesser, espacer les convulsions éclamptiques ou diminuer leur intensité.

La thérapeutique moderne, ainsi que nous l'avons déjà dit dans le chapitre précédent, nous a doté de deux agents dont la puissance est sans égale à cet égard : *le chloroforme et le chloral.*

La méthode anesthésique qui, nous nous empressons de le déclarer, ne constitue qu'une médication symptomatique, a eu le sort de toutes les médications employées dans le traitement de l'éclampsie : ayant, comme la plupart des méthodes exclusives, des avantages et des inconvénients, elle a eu des partisans convaincus et des détracteurs plus convaincus encore, surtout parmi les accoucheurs allemands. Il est vrai que, parmi ceux qui n'admettaient le chloroforme qu'avec les plus grandes réserves, il en fut, comme Guéniot, qui le tinrent ensuite en très haute estime.

On a surtout reproché au chloroforme et, par conséquent, au chloral, puisque ce dernier, en pénétrant dans le courant, sanguin, se décompose et donne du chloroforme, d'être des substances toxiques et, par ce fait, d'ajouter l'intoxication médicamenteuse à l'auto-intoxication.

Nous ne savons jusqu'à quel point ce reproche est fondé ; il ne repose que sur des arguments théoriques, sur des expériences de laboratoire.

Comme faits cliniques, M. Porak n'apporte qu'un cas de mort par le chloroforme chez une éclamptique, et un cas où, sous la même influence, il y a eu une suspension des plus inquiétantes de la respiration. En admettant même que la mort soit bien due au chloroforme et qu'il n'y ait pas eu de faute commise par la personne qui donnait le chloroforme, ce n'est pas assez pour proscrire un médicament qui, de l'avis même de ses adversaires, a de réels et grands avantages, et se priver ainsi de son précieux concours. La seule conclusion qui soit à tirer des faits apportés par M. Porak, c'est qu'il ne faut jamais se départir de la prudence que l'on doit avoir quand on administre le chloroforme, et ne pas avoir trop de confiance à la réputation de merveilleuse innocuité chez les femmes enceintes en général et chez les éclamptiques en particulier, dont jouissait le chloroforme parmi certains auteurs.

Remarquons aussi que dans la méthode anesthésique pure, employée comme seul traitement de l'éclampsie, on est obligé de donner des doses énormes de chloral et de chloroforme pour maintenir une narcose profonde pendant six, huit, douze,

quinze heures et même plus au besoin. Tarnier, dans un cas
où il a guéri sa malade, a maintenu cette femme sous le chloroforme pendant toute la nuit et il a dépensé 400 grammes de
chloroforme. M. le professeur Pinard a donné 16, 18 et même
20 grammes de chloral dans les vingt-quatre heures (Thèse
de Dubost).

Nous convenons qu'avec de pareilles doses ces médica-
ments ne sont peut être pas sans danger, surtout lorsqu'il y
a anurie et que, par conséquent, ils s'accumulent dans l'organisme ; mais en associant le traitement curatif au traitement
symptomatique, on n'est plus dans l'obligation de recourir à
ces doses massives et souvent prolongées ; nous l'avons déjà
vu plus haut, la saignée et l'hypodermoclyse ont aussi une
action manifeste sur le symptôme convulsion, beaucoup moins
énergique il est vrai que le chloroforme et le chloral : la saignée amène presque toujours un éloignement des crises, et
les injections d'eau salée ont un effet sédatif incontestable
sur le système nerveux. Ensuite, en provoquant la diurèse, le
traitement curatif favorise l'élimination des deux agents anesthésiques. Le traitement symptomatique ne sera donc institué
que pour donner le temps au traitement curatif de produire
tous ses effets.

Ainsi employée, la métho le anesthésique ne peut soulever,
nous en sommes convaincu, de bien sérieuses objections. La
plus sérieuse des objections que M. Berheim faisait en 1893
dans sa thèse inaugurale à la méthode anesthésique n'existe
plus : « Les agents anesthésiques suppriment le phénomène,
» le symptôme, la convulsion, mais ils n'ont aucune action
» sur la maladie elle-même, l'intoxication. Ils ont tout juste
» la valeur qu'on reconnaît au sulfate de quinine dans l'hyper-
». thermie dépendant d'une lésion inflammatoire ou d'un état
» infectieux. »

Par contre, les anesthésiques ont de sérieux avantages

constatés par ceux mêmes qui le rejettent systématiquement.

Le chloroforme est incontestablement efficace èn modérant
l'intensité des crises. C'est déjà un résultat considérable,
car dans la première partie de ce travail nous nous sommes
attaché à démontrer combien étaient funestes ces horribles
convulsions qui secouent violemment l'organisme, qui suspen-
dent la respiration et provoquent des congestions des centres
nerveux. Le danger des attaques provient, d'après Marshall
Hall, des contractures des muscles du cou, sphagisme, laryn-
gisme et odacisme ou spasme de la langue. Les muscles du
cou compriment les jugulaires et empêchent le retour du
sang veineux qui provient du cerveau ; en outre le spasme
glottique met des entraves à la respiration et à l'hématose.

Ces contractures si dangereuses sont attribuables à une
hyperexcitabilité réflexe du centre moteur bulbo-spinal; on
comprend sans peine le rôle du chloroforme qui a la propriété
d'éteindre la sensibilité et le pouvoir excito-moteur du centre
bulbo-spinal.

Le chloral a une action analogue à celle du chloroforme, mais
d'un effet beaucoup plus durable.

Il est tout-puissant en rendant inconscientes toutes les
excitations douloureuses qui partent de l'utérus ; il annihile
l'action du cerveau sur le développement des convulsions.
En réduisant à l'inertie les groupes cellulaires spinaux, d'où
émanent pour les appareils musculaires toutes les irritations
motrices, il fait disparaître, par ce seul fait, tous les désordres fonctionnels qui ont ces appareils pour théâtre. Ce n'est
pas tout encore, il paralyse dans le mésocéphale le centre
vaso-moteur ; il rendra ainsi impossible la contraction des
vaisseaux et l'apparition de l'anémie dans les régions convul-
sivantes et s'opposera une fois encore aux manifestations
extérieures de l'éclampsie.

Après avoir passé en revue les différentes objections que pouvait soulever l'emploi du chloroforme et du chloral, après avoir démontré les avantages qu'on pouvait retirer de la médication anesthésique, et justifier ainsi notre choix, nous allons maintenant dire un mot de la conduite que l'on doit tenir en présence d'une femme en proie aux convulsions éclamptiques.

Parlons d'abord des petits soins à prendre pendant l'accès. Par petits soins, nous entendons les différentes précautions destinées à éviter les accidents qui pourraient résulter de l'accès même. On ne doit pas les négliger et il importe de dresser les gardes et l'entourage.

On placera la malade sur un lit, dans la position horizontale et couchée sur le dos ; comme il n'y a pas de grand déplacement du corps pendant la crise, il y a peu d'efforts à faire pour empêcher la chute des malades. On veillera à l'aération de la chambre, au relâchement des vêtements et à la liberté de la respiration. Rarement la vessie a besoin d'être vidée, car les urines sont peu abondantes ; cependant le fait a été observé. Les malades ont besoin d'une surveillance continuelle ; on évitera soigneusement toute excitation sensorielle. On auscultera et on pratiquera le toucher le moins possible.

La langue tend à se projeter hors de la bouche, et les contractions spasmodiques des mâchoires l'exposent à des morsures qui peuvent entraîner des hémorragies graves et, surtout un gonflement de l'organe, susceptible de gêner sérieusement la respiration. On écartera donc les dents avec précaution, on fera rentrer la langue doucement et on la maintiendra en place. Un moyen assez usité est un linge placé horizontalement d'un côté à l'autre de la bouche, qui passe sur les dents et la langue, et qui est maintenu rabattu sous le maxillaire inférieur par un aide. Nous préférons cependant le moyen que nous avons vu employer à la Maternité de Montpellier : à l'aide d'une cuiller de bois ou bien de métal, mais alors soigneusement matelassée avec une compresse de toile, on écarte les dents avec le manche, on repousse la langue, puis on fait maintenir obliquement le manche de cette cuiller, de telle sorte que les arcades dentaires soient béantes et que la langue soit déprimée en avant, assez énergiquement pour permettre à l'air de pénétrer librement dans le pharynx. Ce moyen nous a paru supérieur au précédent, qui ne facilite pas aussi bien le passage de l'air dans le pharynx.

On a vu également la mâchoire se luxer ; pour obvier à cet accident, on peut, tout en maintenant la langue, placer les pouces ou une main sous le menton pour empêcher les trop grands écarts du maxillaire inférieur.

Telles sont les principales précautions à prendre pendant l'accès convulsif. Le praticien veillera lui-même à l'exécution de tous ces détails qui, omis, peuvent créer souvent de gros ennuis.

Pendant la crise, le chloroforme est indiqué, surtout si les convulsions sont intenses. Nous croyons inutile de décrire longuement son mode d'administration. Il suffit d'appliquer sur la bouche et l'orifice des fosses nasales une compresse que l'on imbibe de temps en temps de quelques gouttes de chloroforme. Il faut surveiller la pupille qui, d'abord dilatée, se contracte et indique ainsi que l'anesthésie est complète, qu'il ne faut pas la pousser plus loin. En observant attentivement ce signe important, on évitera bien des accidents que l'on impute au chloroforme.

C'est au moment de la crise que l'administration de l'anesthésique doit être le plus active. A ce moment, il faut pousser l'anesthésie jusqu'à la narcose complète ; on la ralentit ou on la suspend dans les intervalles pour la cesser complètement pendant le coma.

Dans l'intervalle des crises on donnera, après avoir évacué et lavé l'intestin comme il a été dit plus haut, un lavement chloraté, ainsi formulé :

Chloral . . . . . .   3 à 4 grammes
Jaune d'œuf. . . . .   n° 1
Lait. . . . .   120 grammes.

On pourra renouveler ce lavement deux ou trois fois dans les vingt-quatre heures ; il est prudent de ne pas dépasser, dans ce laps de temps, la dose de 12 grammes de chloral.

On ne se contentera pas de prescrire ce lavement, on veillera à ce que la femme le conserve ; s'il était rejeté, il faudrait en donner un autre immédiatement.

La voie rectale est la plus commode et la plus fidèle ; toutefois si, après plusieurs tentatives, la femme ne gardait pas le lavement médicamenteux, si une tumeur ou une affection du rectum contre-indiquait ce mode d'administration, on serait en droit de choisir une autre voie.

La voie stomacale a été préconisée par Fanny comme le meilleur procédé. L'objection la plus grave, c'est l'irritation produite sur la muqueuse gastrique, qui est, dans certains cas, littéralement brûlée ; de plus l'absorption est assez lente.

La voie hypodermique que Testut a employée offre encore plus de dangers. Au point où l'injection pénètre, des nodus inflammatoires se développent ; il peut même survenir des abcès, des phlegmons, des escarres, comme il est arrivé à Testut. Pour éviter ces dangers, il faut se borner alors à des solutions très faibles qui seront sans efficacité pour l'intensité du mal. Il est vrai que cette voie offre l'avantage d'une absorption rapide.

Le praticien mettra encore à profit la trêve qui lui est accordée par l'intervalle des crises, pour instituer le traite-

ment curatif comme nous l'avons indiqué plus haut ; il pratiquera une saignée de 300 à 400 grammes et même de 500
grammes de sang, suivant les indications cliniques ; il fera
suivre cette saignée d'une injection d'eau salée de 500, 700
et même 800 grammes, suivant l'importance de la saignée.

On devra encore, pendant ce temps, alimenter la malade,
à l'aide du régime lacté bien entendu : le lait, que l'on peut
couper avec de l'eau de Vichy ou de l'eau d'Evian, vient
apporter son précieux concours au traitement médical, et de
plus il fournit un aliment suffisant à un organisme qui a besoin
de toutes ses forces pour lutter contre l'intoxication qui l'en-
vahit.

En employant le chloral qui abolit ou diminue énormément
les réflexes, on n'aura pas à craindre, comme M. Porak, de
provoquer les crises par l'action réflexe éclamptigène produite
par l'arrivée du liquide dans l'estomac.

Dès que la femme donnera des signes d'agitation faisant
craindre un nouvel accès, on administrera le chloroforme
ainsi que le recommande Charpentier, dans son *Traité d'accouchements* : « On choisira pour le début des inhalations le
moment d'agitation qui précède l'attaque. »

Comme on le voit par ce court exposé du traitement des
crises éclamptiques, la période des convulsions est fertile en
indications cliniques, elle peut l'être encore plus, c'est au
clinicien à savoir les observer et à mettre en œuvre tous les
moyens que la thérapeutique met à sa disposition ; c'est
encore son tact clinique qui lui donnera la mesure qu'il faut
garder dans l'emploi de chaque médication, nul ne peut for-
muler des règles précises à cet égard.

CHAPITRE III

Du traitement pendant la période du coma

Pendant la période du coma, l'accoucheur retrouvera encore les indications cliniques qui lui ont inspiré, dans la période des convulsions, la conduite qu'il avait à tenir.

Comme dans la période précédente, il devra combattre l'intoxication et, par conséquent, il instituera le traitement curatif; comme dans la période précédente, il devra surveiller les crises et tâcher de les prévenir par le traitement symptomatique dès que l'agitation de la malade lui fera craindre le retour des accès convulsifs.

Il est cependant certaines indications thérapeutiques que le praticien rencontre surtout pendant le coma.

Pendant le coma, la respiration est stertoreuse, difficile ; elle est souvent gênée par les mucosités qui s'accumulent dans l'arrière-gorge; il faudra les enlever avec précaution à l'aide d'un tampon de ouate hydrophile monté solidement sur une pince.

Quelquefois aussi la dyspnée augmente d'une façon inquiétante, la malade asphyxie littéralement; les inhalations d'oxygène seront souvent d'un très grand secours dans ce cas. En cas d'arrêt complet de la respiration, il faudra la respiration artificielle, sans grand espoir toutefois.

La congestion cérébrale est parfois intense pendant le coma; elle se manifeste par la cyanose de la face et, la congestion du cou ; une émission sanguine peut à ce moment faire disparaître ce symptôme alarmant.

Par contre, après une hypertension artérielle très intense pendant le période des convulsions, une hypertension très marquée peut avoir lieu pendant le coma ; les injections sous-cutanées d'eau salée sont indiquées pour relever la tension sanguine.

Si le pouls est petit, faible, filiforme, on relèvera le cœur par des injections hypodermiques de caféine.

Le coma n'est pas une contre-indication au régime lacté ; au contraire, plus que jamais l'éclamptique a besoin d'être alimentée.

Grace à la sonde œsophagienne, les dangers et les difficultés de l'alimentation disparaissent.

On doit absolument rejeter comme très dangereuse la pratique qui consiste, après avoir écarté les arcades dentaires de la malade, à lui ingurgiter, à l'aide d'une cuiller ou d'un biberon, les liquides médicamenteux ou alimentaires ; la raison en est facile à comprendre ; pendant le coma, surtout le coma profond, la résolution est complète, l'insensibilité absolue, les réflexes abolis ; lorsqu'on introduit un liquide dans l'arrière-gorge d'une femme en état de coma, le mouvement de déglutition, acte réflexe, ne se produira pas, la trachée restera béante et les liquides s'introduiront dans les voies respiratoires où ils pourront produire des désordres très graves et même la mort subite.

Telles sont les principales indications que l'accoucheur rencontrera pendant la période du coma. Lorsque les crises auront disparu, le praticien ne devra pas oublier que la femme n'en reste pas moins une éclamptique, et devra par conséquent être traitée comme telle ; qui dit cessation des crises ne dit pas cessation de l'intoxication. Le régime lacté absolu devra donc être maintenu tant que le malade présentera de l'albumine dans les urines. Lorsque l'albumine aura disparu depuis huit à quinze jours on pourra essayer le régime lacté mixte tout en surveillant attentivement les urines ; si l'albumine réapparaît on reviendra au régime lacté intégral.

Si, au contraire, l'albumine ne revient pas au bout de quelques jours de régime mixte, on cesse complètement le lait.

_____

CHAPITRE IV

Traitement obstétrical de l'éclampsie

Nous n'avons parlé jusqu'ici que du traitement médical de l'éclampsie, ne reconnaissant dans les symptômes de cette affection que les manifestations de l'auto-intoxication gravidique.

Cependant les crises éclamptiques ne survenant que chez les femmes enceintes, la grossesse doit être considérée sinon comme la cause unique, du moins principale de l'éclampsie; il y a là un enchaînement évident de cause à effet. Supprimer la grossesse semblerait donc rationnel ; *sublatâ causâ, tollitur effectus ;* en supprimant la grossesse, on doit supprimer les crises, cela paraît logique. De plus, certains faits cliniques d'observation courante semblent justifier cette façon de penser : la mort du fœtus et l'accouchement entraînent souvent la cessation des crises.

La question ainsi posée semble simple et facile à résoudre.

Malheureusement, il n'en est pas ainsi toujours. Car, si l'on voit la mort du fœtus et l'accouchement entraîner la disparition des crises, on voit aussi, et dans les deux tiers des cas, les accès persister après que la grossesse a cessé et que l'utérus a été vidé de son contenu ; dans certains cas, les crises ne se manifestent même que dans le post-partum.

On le voit, la question de l'intervention ou de la non-intervention est délicate ; les arguments pour et contre, dans les deux cas, ne manquent pas, nous le verrons, car nous abor-

dons ici un des points les plus discutés encore de la thérapeutique de l'éclampsie.

En un mot, existe-t-il un traitement obstétrical de l'éclampsie?
L'accoucheur doit-il laisser la grossesse évoluer naturelle-
ment ou doit-il l'interrompre? Telles sont les questions qui
se posent dans les différentes périodes de l'éclampsie et que
nous allons étudier.

DU TRAITEMENT OBSTÉTRICAL DANS LA PÉRIODE PRÉÉCLAMPTIQUE.

Pendant la période prééclamptique, l'accord est parfait ;
chez les femmes enceintes en état d'éclampsisme, tous les
accoucheurs rejettent la provocation du travail comme traitement prophylactique des crises éclamptiques.

Le traitement prophylactique médical suffit, dans la très
grande majorité des cas, pour faire disparaître l'albumine
des urines. Il écarte pour toujours la crainte des accidents
éclamptiques, même lorsque l'albuminurie résiste au traitement médical préventif; MM. Tarnier et Budin, nous l'avons
vu dans le courant de ce travail, en ont fait une loi.

Mais, et ici nous nous écartons peut-être un peu du cadre
de notre étude, les crises éclamptiques ne sont pas les seules
conséquences de l'abuminurie dont l'accoucheur doit se préoc-
cuper; il doit songer à l'avenir rénal de la mère, il doit penser
à la vie de l'enfant, menacée par des hémorragies placentaires.
Or l'un deviendra plus sombre, l'autre sera d'autant plus
compromise que l'albuminurie durera plus longtemps.

Doit-on intervenir alors dans l'intérêt de la mère et de
l'enfant? Les avis sont partagés.

M. Pinard est pour l'intervention; il a, dans une formule,
établi la conduite à tenir en pareil cas:

« Quand chez une femme enceinte, primipare ou multipare, on a constaté l'existence d'une albuminurie grave et que, sous l'influence du régime lacté absolu, continué pendant huit jours au moins, l'albumine ne diminue pas, ou continue à faire des progrès, alors que les autres symptômes s'aggravent, on doit, dans l'intérêt de la mère, interrompre le cours de la grossesse. »

M. Bar a, lui aussi, nettement indiqué la ligne de conduite à tenir dans ce cas : « Pas d'intervention, lorsque les symptômes paraissent s'amender ; mais si la situation est grave, si la thérapeutique se montre insuffisante, il est rationnel de provoquer l'accouchement, surtout si l'enfant est vivant. »

S'il est assez facile de choisir une ligne de conduite, lorsque le travail est commencé et que la dilatabilité du col est suffisante pour entreprendre, sans grand danger pour la mère, l'intervention obstétricale indiquée, il est plus difficile d'apprécier, lorsqu'il s'agit de provoquer le travail, si les risques, et nous verrons plus tard qu'il en existe, que font courir à la parturiente ces manœuvres, sont compensés par les bénéfices que la malade peut retirer de la terminaison prématurée de sa grossesse.

Aussi nous ne pouvons tracer de règle bien précise dans la conduite à tenir dans les différents cas qui peuvent se présenter. Seule la clinique et l'expérience guideront l'accoucheur en pareils cas.

Nous dirons donc, pour conclure, qu'au point de vue seul des crises éclamptiques le traitement obstétrical est contre-indiqué dans la période prééclamptique. Le traitement médical suffit à éloigner le danger des convulsions, à cet égard il est tout-puissant à cette période ; que, cependant, il est des indications, rares il est vrai, qui peuvent imposer le traitement obstétrical. Le praticien pèsera alors les risques que l'intervention indiquée fait courir à la mère, les avantages qu'elle peut espérer d'un accouchement prématuré, les risques et les avantages du fœtus, et il agira dans l'intérêt de l'un et de l'autre.

Nous allons voir, dans le chapitre suivant, que les dangers de l'accouchement provoqué varient avec le choix du procédé, la primiparité et la multiparité, l'âge de la grossesse.

Nous verrons aussi quels sont les bienfaits que la mère peut attendre, soit de l'accouchement, soit de l'accélération du travail.

I. — Du traitement obstétrical des crises éclamptiques. — Si, dans la première période, presque tous les accoucheurs sont d'accord, ici le désaccord et complet.

Certains accoucheurs repoussent toute intervention.

D'autres admettent l'accélération du travail pendant la période de dilatation.

D'autres, enfin, préconisent l'intervention pendant le travail et pendant la grossesse.

Même désaccord au sujet des procédés opératoires.

Partisans du traitement médical, partisans du traitement obstétrical, s'appuient sur des raisons de même nature, se rattachant toutes, soit à la valeur de l'évacuation de l'utérus pour faire cesser les convulsions éclamptiques, soit à la valeur des interventions.

Nous allons donc voir quels sont les avantages que la femme, en état de mal éclamptique, retire de la cessation de sa grossesse, et si ses avantages compensent les dangers d'une intervention obstétricale.

La grossesse, avons-nous dit plus haut, est la condition essentielle pour que l'éclampsie se développe : c'est certain. Sans elle, pas de crise.

Mais la grossesse, seule, ne suffit pas à déterminer les convulsions ; toutes les femmes enceintes seraient éclamptiques. Heureusement il n'en est rien, loin de là !

La grossesse crée seulement un état spécial sans lequel l'éclampsie est impossible ; cet état est l'intoxication gravidique, dont nous ne connaissons encore qu'imparfaitement le mécanisme.

D'ailleurs, l'utérus gravide fût-il seul cause de tout le mal, les désordres sont généralisés au moment de l'apparition des accès ; l'étude clinique des symptômes qui accompagnent les convulsions éclamptiques le prouvent suffisamment, ainsi que les lésions si variées que l'on trouve à l'autopsie des femmes mortes en état de mal éclamptique. Les convulsions éclamptiques sont donc bien les manifestations d'une intoxication dont on ne connaît pas l'origine précise, mais qui a envahi tout l'organisme au moment des accès.

L'accouchement sera-t-il sans influence sur cette toxhémie, ou arrivera-t-il à favoriser l'élimination des toxines, à détruire les sources d'intoxication, à rendre leur vitalité aux cellules malades ?

Les principaux avantages de l'accouchement sur la marche de l'affection, nous allons le voir, peuvent être avantageusement remplacés par les différents agents du traitement médical.

L'accouchement est utile par la perte de sang qu'il provoque, nous avons dit plus haut par quel mécanisme : la saignée remplace avantageusement l'hémorragie de la délivrance que le praticien ne peut diriger à sa guise, l'hémorragie pouvant être ou trop, ou trop peu abondante.

La déplétion utérine rend à l'intestin son fonctionnement normal, et chacun sait l'importance de la rétention des matières fécales dans la production de l'auto-intoxication gravidique : nous avons vu, à propos de l'antisepsie intestinale, comment, à l'aide de purgatifs, de lavements évacuatifs et de l'entéroclyse, on pouvait prévenir ce danger qui, en effet, est réel.

Vider l'utérus, c'est enfin supprimer la source d'intoxication venant du fœtus. Elle n'est pas quantité négligeable. Son rôle, pour quelques accoucheurs et physiologistes, est prépondérant.

La clinique montre l'importance du fœtus sur l'évolution des accidents éclamptiques ; l'intoxication gravidique est surtout intense dans la seconde moitié de la grossesse, alors que les produits excrémentiels du fœtus sont plus abondants ; elle est plus fréquente dans les cas de grossesses gemellaires (Clément). Enfin, la mort du fœtus amène souvent la cessation des accidents, c'est un fait que l'on a observé fréquemment.

Cette influence pourra être la même, si l'on débarrasse l'utérus de la source de l'intoxication fœtale. C'est du reste le seul avantage que la mère puisse retirer de l'accouchement prématuré.

Certes, cet avantage est important, mais est-il toujours sûrement obtenu ? L'on doit être plus réservé à cet égard, car les statistiques fournies par les partisans mêmes de l'intervention à outrance nous montrent que, au moins dans la moitié des cas, l'accouchement n'a aucune influence, sinon fâcheuse, sur la marche des accès éclamptiques.

Nous ne parlerons pas des inconvénients de l'accouchement en lui-même, il s'accompagne d'un travail assez considérable ; mais tôt ou tard l'organisme de la malade aura à faire les frais de ce travail, seul le moment est peut-être inopportun. Il a une influence fâcheuse sur le système nerveux qu'il irrite, et, par les réflexes éclamptigènes, ayant un point de départ utérin, il peut suffire à déterminer l'apparition des accès, soit pendant le travail, soit sitôt après la délivrance. Ces effets sont sans grande importance, ils peuvent être annihilés par l'usage des anesthésiques que, même les adversaires du chloroforme dans le traitement de l'éclampsie, préconisent pour les interventions obstétricales, quelle que soit leur importance.

Ces inconvénients ne sont pas à opposer à son utilité qui, théoriquement, est incontestable.

Mais l'heureuse influence, dans bien des cas, de l'évacuation de l'utérus chez les éclamptiques, ne saurait impliquer la nécessité de l'intervention ; l'accélération du travail, sa provocation surtout, peuvent créer des dangers qui n'existent pas dans le travail spontané ; aussi, ne doit-on y avoir recours qu'après s'être assuré de leur efficacité et de leur innocuité.

L'innocuité de l'intervention en général n'est pas absolue, mais elle varie beaucoup suivant les différentes interventions.

Tous les accoucheurs sont d'accord pour admettre que, même chez la femme bien portante, une intervention opératoire, si minime qu'elle soit, aggrave le pronostic de l'accouchement. A plus forte raison en sera-t-il de même chez les femmes éclamptiques qui, du fait seul de leur éclampsie, sont déjà prédisposées aux complications puerpérales.

Tous les procédés n'ont pas d'ailleurs, à cet égard, une égale valeur. Nous y reviendrons. Tous ceux qui amènent des traumatismes, des déchirures du col de l'utérus, sont plus redoutables que les autres : ils ouvrent la porte à l'infection et on agit, que l'accoucheur s'en souvienne, sur un terrain prédisposé.

Les hémorragies sont fréquentes, elles sont dues soit à l'inertie utérine, et l'anesthésie chloroformique les favorise , ce qu'on ne saurait imputer à l'intervention elle-même, soit aux déchirures du col de l'utérus. Ces dernières sont fréquentes dans l'accouchement forcé, mais elles sont beaucoup plus rares lorsque l'expulsion ne s'est faite qu'à dilatation complète.

Toute intervention obstétricale a, c'est un fait certain, un danger réel chez les éclamptiques. Ce danger est plus ou moins grand, suivant les différents procédés, c'est ce que nous allons étudier.

Nous passerons donc rapidement en revue la valeur des différentes interventions pour nous appesantir un peu plus sur les procédés qui, à notre avis, sont des procédés de choix.

Pour débarrasser l'utérus, l'accoucheur dispose d'un grand nombre de procédés. Les uns consistent à ouvrir l'abdomen et à sectionner le corps de l'utérus; les autres agissent sur le col de cet organe par la voie vaginale.

L'opération césarienne, préconisée par Halbertsma en 1878, a été repoussée, même à l'étranger, par la plupart des auteurs, malgré les progrès qui ont été apportés à sa technique opératoire dans ces derniers temps. Ses dangers dépassent de beaucoup les avantages de l'intervention. Nous n'avons signalé ce procédé opératoire que pour le condamner. On peut y avoir recours en cas de décès maternel avec enfant vivant, encore faut-il au préalable, examiner l'état de l'orifice utérin et intervenir au plus vite par le moyen le plus rapide. Quel que soit du reste le procédé employé, les résultats sont dans la plupart des cas peu brillants; l'enfant meurt avant son extraction.

Les opérations sur le col de l'utérus sont seules employées. Elles sont différentes suivant que l'éclamptique est primipare ou multipare, que le travail est ou n'est pas commencé, que la grossesse est arrivée près du terme ou en est encore éloignée.

Pendant la grossesse, c'est l'orifice interne qui offre le plus de résistance au passage des corps étrangers: c'est contre lui que devront s'exercer les efforts de la dilatation; et tandis qu'ils en triompheront facilement chez la multipare, ils n'y

arriveront qu'avec peine chez la primipare. Quelquefois
même, les tissus se déchireront au lieu de se distendre.

Pendant le travail, le col change d'aspect ; chez la multipare, il est presque immédiatement réduit à un bourrelet et
permet aisement l'introduction de l'appareil dilatateur quel
qui soit; chez la primipare, il conserve assez longtemps sa
forme primitive. Il présente encore une certaine résistance,
mais bientôt il s'efface, prend un aspect conique à base supé-
rieure qu'il conserve quelquefois assez longtemps, puis devient
hémisphérique.

A la période de dilatation, c'est un simple anneau plus ou
moins souple dont les bords sont ordinairement assez faciles
à distendre.

On comprend que l'intervention sera plus aisée et les procédés employés plus anodins chez la multipare que chez la
primipare, pendant le travail que pendant la grossesse, pendant la période de dilatation que pendant la période d'effacement.

Aussi les procédés anodins échouent souvent pendant la
grossesse chez les primipares ; il faut alors renoncer à la provocation de l'accouchement ou avoir recours à des procédés
moins innoffensifs.

Avec un col résistant et encore long, les complications peuvent être sérieuses : ce sont des éraillures siégeant sur le
segment inférieur, des déchirures remontant au-dessus des
attaches vaginales du col, des hémorragies, conséquences de
ces lésions, des cicatrices vicieuses amenant, plus tard, des
troubles dans la santé de la femme.

Avec un col déjà effacé et commençant à se dilater, les
déchirures ont peu d'importance, elles n'intéressent que le
museau de tanche, ne remontant pas à la portion sus-vagi-
nale.

Le choix du procédé est important.

L'accouchement forcé, avant dilatation complète, est à rejeter. Y avoir recours c'est assurer la mort du fœtus et exposer la mère à des accidents. C'est à peine si, quelquefois, on peut se servir du forceps pour dilater un col qui a tendance à se refermer.

Les incisions cervicales ont été préconisées par Dührssen.

Pratiquer sur le col des incisions multiples et profondes, allant jusqu'aux insertions vaginales, extraire ensuite le fœtus par manœuvres internes et suturer les bords des plaies, tout cela ne se fait pas sans danger.

Ce qui est plus dangereux dans le procédé, c'est encore l'extraction, ainsi que l'a démontré M. Charpentier :

« Si, en effet, la portion supra-vaginale du col n'est pas » absolument dilatée et souple, ces incisions pratiquées sur » le col peuvent s'agrandir au moment du passage de la tête » fœtale, au point de gagner le segment inférieur de l'utérus » et de produire ainsi de véritables déchirures intérieures. »

Ouvrir la cavité péritonéale, malgré l'asepsie et l'antisepsie, offre de sérieuses chances d'infection, surtout chez une éclamptique. On peut aussi reprocher à ce procédé les cicatrices vicieuses qui peuvent résulter de ces incisions et de ces déchirures.

Ainsi, le procédé des incisions cervicales de Dührssen offre beaucoup plus d'inconvénients que d'avantages.

La rupture des membranes (Stoltz, Favre) est un procédé d'intervention souvent inutile, toujours dangereux.

Souvent inutile : si quelquefois l'accouchement suit de près l'ouverture de l'œuf, celle-ci n'a parfois aucune influence sur la marche du travail et ne parvient même pas à la provoquer.

Toujours dangereux : la parturiente est exposée aux accidents fébriles, à l'infection amniotique. Le fœtus meurt par asphyxie due aux troubles de la circulation placentaire.

Les corps étrangers doivent être délaissés chez les éclamptiques. Les uns, éponges préparées, tiges de laminaires, ont une action illusoire ou tout au moins incertaine ; les autres, sondes, bougies, n'agissent que lentement. Leur effets ne se produit qu'au bout de quelques jours.

Les ballons sont souvent employés pour provoquer ou accélérer le travail.

Ils se divisent en deux groupes, les petits et les gros.

Les petits ballons ont l'avantage de pouvoir être introduits dans le col d'une primipare pendant la grossesse avant tout début de travail. Mais leur action est lente.

Comme agents accélérateurs du travail, ces ballons sont encore de quelque utilité à la période d'effacement du col.

A la période de dilation, ils sont sans utilité. Le grand avantage de ces appareils est leur innocuité, leur inconvénient, la lenteur de leur effet.

Les gros ballons peuvent rarement être employés chez les primipares, du moins, comme provocateur du travail ; il faut pour permettre leur introduction, que la cavité du col soit suffisamment dilatable.

Ils servent surtout comme accélérateurs du travail.

Mais les gros ballons ont de graves inconvénients, particulièrement le ballon de M. Charpentier.

Ils sont difficiles à asepsier, surtout lorsqu'il s'agit d'opération d'urgence. Ils ne préservent pas des déchirures utérines (un cas de mort par hémorragie signalé par M. Bar).

Ils sont funestes à l'enfant. Souvent ils amènent la rupture des membranes, déplacent la partie fœtale qui se présente. Les présentations du sommet sont changées en présentations du tronc.

Ils exposent aux procidences : procidence du cordon, procidence des membres.

Enfin les ballons déterminent les contractions anormales de l'utérus et la rétraction de l'anneau de Bandl.

Plusieurs dilatateurs métalliques ont été employés pour provoquer ou accélérer le travail. Nous ne parlerons que de l'écarteur métallique de M. Tarnier.

Il a été quelquefois employé dans le traitement obstétrical de l'éclampsie comme divulseur extemporané.

Son action est rapide : l'accouchement se fait habituellement peu de temps après la mise en place de l'instrument ; mais elle échoue quelquefois.

Le dilatateur, manié sans prudence, expose à des lésions traumatique de l'utérus.

Les indications de son usage sont assez restreintes chez les éclamptiques.

Une contre-indication formelle à son emploi est cet état du col en forme de cône à base supérieur que nous avons signalé plus haut chez les primipares ; les ailettes de l'instrument faisant pression d'une façon plus ou moins oblique à la surface interne du segment inférieur provoquent presque à coup sûr des déchirures qui peuvent être très graves.

En s'en servant, sans violence, le dilatateur de M. Tarnier pourra rendre de réels services dans la période de dilatation après échec d'un procédé plus bénin, la dilatation manuelle, par exemple.

Le col peut enfin être dilaté avec les mains.

La dilatation manuelle se fait de deux façons différentes : la dilatation manuelle simple et la dilatation bimanuelle (procédé de M. Bonnaire).

Dans le premier cas, la main est introduite dans le vagin : puis l'index, par des mouvements de vrille, pénètre dans le col et le dilate jusqu'à ce qu'on puisse introduire deux doigts. Les deux doigts travaillent alors ensemble et bientôt on peut pénétrer trois doigts, puis quatre, puis la main tout entière.

Le procédé de M. Bonnaire diffère sensiblement du précédent.

L'index droit est introduit dans la cavité cervicale et, par des mouvements de vrille, franchit l'orifice interne : il en déprime en tous sens le pourtour par un massage excentrique. Peu à peu les mouvements deviennent plus aisés et, en un temps variable, une place suffisante est faite pour l'introduction de l'index gauche.

Celui-ci glisse à côté du droit en ayant soin d'adosser les deux doigts dans toute leur étendue.

On introduit les deux index aussi loin que possible jusqu'à ce qu'ils aient pris sur l'orifice interne une assise solide. Alors, à la façon d'une pince dont on écarterait les mors et dont le pivot répondrait aux articulations métacarpo-phalangiennes, ces doigts dépriment le col en des points diamétralement opposés. On les déplace de façon à distendre les parois en tous sens. La pression doit être lente, soutenue, sans à-coups et progressive autant que le permet la résistance des tissus.

L'orifice s'élargit ; le médius de la main droite pénètre : trois doigts agissent alors, adossés deux à un. Bientôt on peut introduire le médius gauche. Le col est distendu ainsi par quatre doigts. On continue ainsi jusqu'à l'introduction de quatre doigts de chaque main ; on a alors une prise assez solide pour achever la dilatation cervicale ; et, en massant dans tous les sens, elle devient rapidement complète.

La dilatation bimanuelle permet une dilatation beaucoup plus complète que la dilatation manuelle simple. Elle est extrêmement rapide ; en quelques minutes, on obtient une dilatation complète sur un col déjà effacé au moment de l'intervention.

La dilatation manuelle, pratiquée sous la narcose chloroformique, ne détermine ni choc, ni surexcitation nerveuse pour l'éclamptique.

Rares sont les déchirures avec ce procédé ; les mains en sont prévenues par la sensation de petits craquements.

Avec la dilatation manuelle, l'œuf reste intact jusqu'au dernier moment ; on n'a pas à redouter les procidences ou les changements de présentation.

Mais on peut lui reprocher quelquefois d'échouer chez les primipares pendant la grossesse.

On peut tenter cependant la manœuvre ; et, si l'on échoue, la femme aura couru le minimum de danger.

De cette étude des différentes interventions chez les éclamptiques et des divers procédés opératoires, il résulte que l'intervention est plus bénigne, expose moins aux complications, lorsqu'il s'agit simplement d'accélérer le travail.

Les procédés violents de provocation ou d'accélération du travail sont à rejeter, ainsi que les procédés dont l'action est lente et incertaine.

C'est à l'accouchement et mieux à l'accélération méthodiquement rapide du travail qu'il faut avoir recours.

La dilatation manuelle est le moyen le plus sûr et le moins dangereux.

Après avoir ainsi examiné les avantages que la malade, en état de mal éclamptique, pouvait retirer de la cessation de sa grossesse, quels étaient les dangers que lui faisaient courir les différentes interventions obstétricales proposées comme traitement des crises éclamptiques, nous pouvons dire qu'en règle générale, on ne doit pas, lorsque le travail n'est pas commencé, recourir à l'accouchement provoqué : les avantages sérieux de l'accouchement prématuré ne sont pas toujours obtenus ; quelquefois même, l'accouchement a une influence fâcheuse sur la marche des crises éclamptiques, et, si les risques que l'intervention obstétricale fait courir à la mère sont bien diminués par le chroroforme, l'asepsie et l'antisepsie, et surtout par le procédé de la dilatation bimanuelle progressive et rapide, ces dangers n'en sont pas moins très réels et ne sont pas compensés, dans la grande majorité des cas, par les bienfaits de cette intervention.

Mais lorsque la grossesse est arrivée près du terme, que l'enfant vit, que le col est, pour le moins, effacé, que le travail tarde, l'indication de l'accélération se pose rationnellement et on doit la tenter.

Ces indications et ces contre-indications sont donc assez délicates à poser : c'est encore en pesant les risques courus par la mère, l'intérêt de l'enfant, l'utilité de la terminaison du travail, qu'on décide des indications de l'intervention opératoire.

Ajoutons que toute intervention obstétricale, même une simple application de forceps, ne doit être entreprise qu'après avoir éteint la sensibilité de tous les réflexes par une narcose profonde.

Ajoutons aussi que les antiseptiques, comme les sels de mercure et l'acide phénique, doivent être rejetés chez les éclamptiques : leurs reins, dans la plupart des cas, éliminant mal, favorisent l'accumulation de ces toxiques et des phénomènes d'intoxication plus ou moins graves qui en résultent (hydrargyrisme et carbolisme). L'accoucheur se servira de solutions antiseptiques faibles (acide borique, permanganate de potasse) ; il devra être surtout aseptique.

L'accoucheur devra surveiller attentivement la période d'expulsion qui est ordinairement très rapide chez les éclamptiques : la violence des contractions, le peu de résistance du périnée souvent infiltré, la petitesse du fœtus expliquent cette rapidité ; la fragilité des parties molles, quand elles sont infiltrées, les prédisposent aux éraillures et aux déchirures plus ou moins étendues ou moins sérieuses ; le praticien doit en être prévenu pour chercher à les éviter en ralentissant et en facilitant la sortie du fœtus par les manœuvres appropriées.

Telles sont les principales indications de la conduite à tenir
par l'accoucheur avant et pendant l'accouchement des femmes
en état de mal éclamptique.

OBSERVATIONS

Observation I

(Recuellie à la Maternité de Montpellier) Salle 1, n° 2. Service de M. le professeur GRYNFELTT, chargé du service ; M. le professeur agrégé VALLOIS.

La nommée Jeanne Ber... âgée de dix-neuf ans, lingère, primipare, entrée dans le service le 17 octobre 1901.

Analyse des urines. — Pas d'albumine, pendant les derniers temps de sa grossesse se plaint souvent de *douleurs épigastriques,* vomissements, envie de dormir, troubles de la vue.

Le 19 novembre, cette femme est prise de céphalalgie ; langue très sale, diarrhée. On lui donne 30 grammes d'huile de ricin. Temp.: matin, 39°,3 ; soir, 39°,6.

Le 20. — Premières douleurs de l'enfantement (mouches). Col en voie d'effacement. Temp.: 37°6 matin ; 37°,8 soir.

Le 21. — Elle accouche à quatre heures trente-cinq, d'un enfant vivant, du sexe féminin. Temp.: matin, 36°,9 ; soir, 38°,5.

Le 22. — Temp.: matin, 36°,7 ; 39°. Injection de 500 grammes de sérum artificiel. Rien du côté de l'utérus.

Le 23. — Elle se plaint de céphalalgie. Temp.: soir, 39°. Elle refuse de prendre une purge et des cachets de quinine et de benzo-naphtol prescrit par M. le professeur agrégé Vallois.

Le 24. — Temp.: matin, 38° ; soir, 37°,8.

Le 25. — Temp.: matin, 38°,4 ; soir, 39°.

Le 26. — Temp.: matin, 37°,8 ; soir, 36°,6. On pense à une grippe. Pendant tous les jours précédents la malade n'a pris que du lait et du bouillon.

Les 27-28. — Elle ne prend absolument que du lait.

Les 29-30. — Elle mange une côtelette et 2 œufs.

Le 1ᵉʳ décembre, elle est prise à trois heures du matin, brusquement, d'une *première crise*. Période de convulsions toniques, yeux ouverts, déviés à droite. Cette légère crise se termine par une crise de larmes. Temp. 36°,5. La malade se plaint de céphalalgie intense et de douleur épigastrique, calme jusqu'à onze heures du matin environ. A ce moment, elle sent venir sa *deuxième crise*, elle dit sentir tout son côté droit paralysé et, au même moment, on observe des convulsions cloniques des paupières. Convulsions cloniques généralisées sauf aux membres inférieurs, cyanose, coma, stertor assez léger. Temp.: 38°,2; elle reste dans le coma pendant demi-heure. A l'analyse des urines, on trouve un *léger trouble*. On lui donne dans l'après-midi un lavement purgatif et 6 grammes chloral en lavement, pris en 2 fois. Temp.: soir, 38°7. La malade boit beaucoup de lait coupé d'eau de Vichy.

Le 2. — Injection de sérum, 500 grammes. Repos jusqu'à une heure du matin ; à une heure et demie, 3ᵐᵉ crise (durée cinq à six minutes). Chloroforme, bâillon pour éviter les morsures de la langue. Reprend connaissance dix minutes après. Six heures matin, Temp. : 37°3, la malade a un sommeil tranquille. L'analyse des urines ne donne *aucune trace d'albumine*. Neuf heures matin, Temp. : 39°.

Midi quinze minutes, 4ᵐᵉ crise, pas de période de grand clonisme ni stertor ; coma durant demi-heure, Temp. : 39°. Évacuation alvine et miction involontaire pendant le coma. Neuf heures soir, injection de sérum, 700 grammes. Nuit calme, sans crise.

Le 3. — Temp. : matin, 37°6 ; soir, 38°2. La malade se plaint toujours de céphalalgies. Quant. d'urine dans les vingt-quatre heures : 2,200 grammes.

Le 4. — Temp.: matin, 37°2 ; pouls, 100. La malade se plaint de céphalalgie intense, mais elle est calme. On lui donne 3 grammes chloral en lavement. Quant. d'urine émise en vingt-quatre heures : 2,260 grammes.

Le 5. — Temp. : matin, 37°5 ; soir, 37°7. La malade est calme mais se plaint par intervalles de gêne respiratoire, céphalalgie moins intense. Quant. lait absorbé, 6 litres. Eau de Vichy, 2 litres. Quant. urine : 3 litres.

Le 6. — Temp. : matin, 36°5 ; soir, 36°8. Malade tranquille. Quant. urine : 2.045 grammes.

Le 7. — Dix-sept jours après accouchement, petit retour de cou-

ches. Temp. : matin, 36°5 ; soir, 36°8. Malade tranquille. Quant.
urine : 2,045 grammes.

Le 8. — Temp. : matin, 36°8. La malade va très bien. Quant
urine : 2.400 grammes.

Les 9 et 10.— État général excellent. Quant. urine : 2.125 grammes.

Les 11 et 12. — La malade se trouve dans un état très satisfaisant.
M. le professeur agrégé Vallois, chef de service, lui permet de se lever
et de prendre du lait et des œufs Quant. d'urine : 1,500 grammes.

Observation II

(Recueillie à la Maternité de Montpellier)

Eclampsie du post-portum

La nommée Henriette Sau... épouse Th., ménagère, âgée de vingt-
trois ans, primipare, entrée à la clinique obstétricale de Montpellier,
le 4 janvier 1902, pour des crises d'éclampsie.

Antécédents héréditaires. — Nuls.

Antécédents personnels. — A l'âge de six ans, fièvre typhoïde légère.
N'a jamais eu de crises nerveuses.

Grossesse actuelle de huit mois et demi environ. Normale, sauf
quelques vomissements dans les premiers mois, jusqu'à ces jours derniers où elle a eu des vertiges et de l'œdème aux membres inférieurs,
surtout le soir après la fatigue de la journée. Depuis un mois, mictions nocturnes. Pas d'analyse d'urine.

Le 8 janvier, dans la soirée, elle tombe brusquement pendant ses
occupations et se fait une contusion assez sérieuse à l'œil gauche,
convulsions cloniques pendant une à deux minutes, perte de la connaissance, vomissements alimentaires abondants ; de neuf heures et
demie du soir à sept heures du matin, elle a eu une quinzaine de
crises.

Le 4. — De sept heures à dix heures, elle reste dans un état demi-
comateux, elle reprend un peu connaissance vers neuf heures, un
médecin appelé fait le diagnostic d'éclampsie et conseille son envoi à
la clinique. Elle a une crise dans la voiture qui la transporte d'une
à deux minutes : miction involontaire, morsure de la langue, cyanose

de la face, elle entre à la clinique dans le coma, membres en résolution, face cyanosée, ecchymose palpébrale et conjonctivale de l'œil gauche, le pouls est à 116, régulier et bien frappé. Temp. 38°,4. Hauteur de l'utérus 17 centimètres, 8 travers de doigts au-dessus de l'ombilic, mais n'atteint pas l'appendice xiphoïde, le toucher vaginal provoque une crise d'éclampsie d'une minute et indique que le col a encore 2 centimètres et demi de longueur, la tête est à peu près inaccessible, le palper a permis de constater une présentation du sommet. On fait immédiatement une injection antiseptique chaude; un lavement purgatif est évacué sans amener de matières, un lavement de 4 grammes de chloral n'est pas gardé. On pratique une saignée de 300 grammes suivie d'une injection de 500 grammes de sérum artificiel.

A midi quarante-cinq minutes, elle a une crise qui débute par la face : déviation de la tête et des yeux à droite, convulsions toniques et cloniques des muscles de la face, des membres supérieurs et inférieurs, face cyanosée. Exhalation de chloroforme, on place entre les dents le manche d'une cuillère entouré d'une compresse. Nouveau lavement de chloral de 4 grammes qui est gardé. Coma.

A une heure et demie nouvelle crise, même allure que la précédente. Temp. 35°,5. A quatre heures, rupture spontanée des membranes, un liquide verdâtre s'écoule par la vulve, lentement d'abord, puis brusquement à l'occasion d'un toucher, le col s'efface mais conserve encore 1 centimètre de longueur, le sommet qui se présente fuit sous le doigt, le pouls est à 136 bien frappé. La malade est toujours dans le coma complet.

A cinq heures *nouvelle crise,* nouveau toucher : le col est complètement effacé, la tête se fixe, la dilatation de l'orifice utérin permet facilement l'introduction d'un doigt, puis de deux, puis de trois, ce qui permet de faire une dilatation de la valeur d'une petite paume de la main environ, une demi-heure après, l'orifice utérin est complètement dilaté ou du moins facilement dilatable, une extraction avec le forceps est décidée.

A six heures quarante, anesthésie complète au chloroforme, tête en O. I. G. A. engagée entre le détroit supérieur et le détroit moyen (dans l'excavation), l'orifice utérin est complètement dilaté artificiellement et M. le professeur agrégé Vallois pratique l'extraction au forceps. Légère déchirure du périnée (un centimètre environ), deux points de sutures sont placés. L'enfant naît étonné, mais il est aussitôt

ranimé par quelques flagellations et quelques frictions à l'alcool.
Section et ligature immédiate du cordon. Perte abondante de sang
de la mère. Pouls très faible, face pâle. Injection de 50 centigrammes
de caféine et 500 grammes de sérum artificiel. Délivrance artificielle
(placenta incomplètement décollé) dans la corne gauche, injection
intra-utérine au permanganate de potasse. Vingt heures après accouchement, nouvelle crise. Temp. : 37°3.

Sept heures quarante, crise, Temp.: 37°4, pouls à 120, bien frappé ;
Huit heures trente, crise, Temp.: 38°,　　　—　　　—
Neuf heures trente, crise, Temp. : 38°6,　　　—　　　—
Onze heures trente, crise, Temp.: 39°,　　　—　　　—
Même aspect qu'avant l'accouchement, inhalation de chloroforme.
Le 5. — Trois heures quinze matin, crise, Temp. 38°7, pouls 116 ;
Cinq heures trente-cinq matin, crise, Temp. 38°2, pouls 116;
Huit heures quarante-cinq matin, crise, Temp.: 38°　—
Dix heures trente matin, crise, Temp.: 37°1　　　—
Onze heures cinquante-cinq matin, crise, Temp.: 36°9 —
Midi quarante matin, crise, Temp.: 36°6　　　—
Le malade semble sortir un peu de son coma, face plus colorée,
sensibilité à la douleur, répond aux questions simples par des signes
ou des monosyllabes. On retire avec la sonde 300 grammes d'urine
aspect normal, les différentes réactions ne décèlent pas de traces
d'albumine.

Une heure cinquante-cinq soir, crise forte, pouls 136 ;
Six heures　　　　　—　　　　　—
Sept heures　　　　　—　　　　　—
Huit heures cinquante-cinq　　　—　　　—

Dix heures vingt-cinq soir, crise très forte, pouls petit rapide 142.
On fait une injection de sérum de 400 grammes, depuis quelques
heures sueurs profuses. Nouveau cathétérisme, 200 grammes urines.
Le 6. — Une heure et demie, sueurs profuses persistantes. T. : 38°.

Trois heures :　　crise très légère. T. : 37°9. Pouls : 112.
Quatre heures :　— assez forte. T. : 37°5　　—
Six heures vingt :　—　　—　　T. : 37°6　　—
Sept heures quinze :　— forte.　　T. : 37°7. Pouls : 136.
　　　　　　　　cyanose de la face.
Neuf heures :　　— assez forte. T. : 37°5　　—
　　　　　　　　cyanose de la face.

Miction involontaire, évacuation alvine de matières abondantes, demi-liquides, jaunâtres, d'odeur fétide. Coma complet, face pâle, pouls 132 régulier, mais faible, embryocardie, soupirs fréquents. Grincements de dents.

Onze heures :	crise assez forte.	T. : 38°.	Pouls : 136.
Midi :	—	T. : 37°8	—
Une heure quarante-cinq :	—	T. : 37°9	—
Deux heures trente :	—	T. : 38°8	—

Toutes ces crises sont fortes, présentent la même durée (deux minutes environ) et la même allure clinique, il semble cependant que la malade tend à sortir de son coma, elle entend quand on l'appelle et suit des yeux les personnes présentes.

Quatre heures quinze :	crise plus légère.	T. : 37°9.	
Cinq heures quinze :	—	—	T. : 37°7.
Six heures quinze :	—	—	T. : 37°9.
Huit heures quarante-six :	—	—	T. : 37°9.
Onze heures dix :	—	—	T. : 37°9.
Le 7. — Une heure quinze, matin :	—		T. : 38°2.
Deux heures trente :	—		T. : 38°5.
Quatre heures dix :	—		T. : 38°4.
Cinq heures trente et un :	—		T. : 38°5.

Toutes ces crises sont assez fortes, dans leur intervalle la malade est tranquille, mais a des sueurs profuses.

Sept heures :	crise assez forte.	T. : 37°7.
Huit heures trente :	— —	T. : 37°9.
Huit heures cinquant-cinq :	— très forte.	T. : 38°.

La malade est agitée. A neuf heures on prescrit un lavement de 4 grammes de chloral et à midi on pratique une injection de sérum artificiel de 500 grammes. Le pouls, qui avait été faible jusque-là, se remonte, il est à 120 ; l'agitation continue et à neuf heures du soir on fait une injection hypodermique de 1 centigr. de morphine. Rétention vésicale absolue, on retire par le cathétérisme 400 grammes d'urine. Analyse : 20 centigr. d'albumine non rétractile, 24 gr. 6 d'urée par litre. Depuis huit heures cinquante-cinq du matin les crises ont cessé ; la malade sort peu à peu de son coma, elle répond par monosyllabes, son intelligence est encore cependant obnubilée. Elle absorbe 5 à 6 litres de lait et 1 litre d'eau de Vichy.

Le 8. -- L'enfant qui pesait 2,900 grammes à sa naissance n'a rien présenté de particulier jusqu'à ce jour où l'on aperçoit un léger leucome de la cornée avec exulcération, le traitement institué à la clinique ophtalmologique fait disparaître ces symptômes en peu de jours. Un léger œdème sus-pubien disparaît rapidement. L'état de la mère est aussi satisfaisant que possible. Elle accepte très facilement le lait.

Le 10. — La malade a complètement recouvré son intelligence. Elle se plaint de céphalalgie.

Le 18. — Elle a son sein droit douloureux, la palpation y révèle quelques noyaux d'induration, l'expression ne fait sourdre aucune gouttelette de pus au mamelon : compresses chaudes au sublimé.

Le 21. — La malade se sent très faible, injection de sérum de 300 grammes.

Le 22. — L'analyse des urines ne révèle que des traces d'albumine avec 14 grammes d'urée par litre pour une quantité de 2,000 grammes. L'évolution ultérieure de la maladie est satisfaisante, elle recouvre ses forces.

Le 3 février, la malade sort complètement rétablie, mais elle a trop peu de lait pour nourrir son enfant.

Observation III

(Recueillie à la Maternité de Montpellier)

Éclampsie du post-partum

La nommée L. R., épouse C., âgée de vingt ans, primipare, enceinte de huit mois, est transportée, le 12 mai, à six heures et demie du soir à la clinique obstétricale de Montpellier.

Antécédents héréditaires. — Nuls.

Antécédents personnels. — Fièvre typhoïde dans le jeune âge. A marché de bonne heure.

Le 12 mai, à six heures, a été brusquement prise d'une attaque, une sage-femme et un médecin appelés portent le diagnostic d'éclampsie et jugent nécessaire d'envoyer la malade à la Maternité.

Elle a eu cinq crises avant son entrée.

A son arrivée, on constate une anasarque considérable généralisée.

Par le palper, M. le professeur agrégé **Vallois**, chef de service, trouve un sommet mobile au détroit supérieur.

A l'auscultation, on entend les bruits du cœur fœtal, nettement, à gauche de la ligne médiane.

Par le toucher, on trouve un col en voie d'effacement, l'orifice externe est entr'ouvert, la poche des eaux est intacte.

La malade est très agitée, difficulté très grande pour procéder à l'antisepsie des organes génitaux. On fait cependant une toilette externe des organes génitaux, au permanganate de potasse ; impossible de donner une injection vaginale. On pratique le cathétérisme, pas d'urine pour analyser. Temp. : 37°8.

Sept heures trente une 6ᵐᵉ crise confirme le diagnostic, pendant l'accès on donne du chloroforme, précautions ordinaires contre les morsures de la langue. Temp. : 37°8. Elle refuse de boire du lait.

Huit heures quinze, soir, 7ᵐᵉ crise. Temp. : 38°. P. 104. On donne un lavement de :

Chloral.................... 6 grammes.

Lait........................ 120 —

après avoir donné deux grands lavements évacuatifs, qui est rendu presque en totalité.

Dix heures soir, 8ᵐᵉ crise. Temp. : 38°5.

Le col à ce moment est presque effacé : le doigt arrive sur l'œuf. La malade est toujours très agitée, elle refuse toujours de boire, toujours pas d'urine dans la vessie. Le chef de service M. le professeur agrégé Vallois, fait administrer un second lavement au chloral, qui est mieux gardé que le premier. Immédiatement après, il pratique une saignée de 300 grammes et, quelques instants après, une injection de sérum de 400 grammes. Deux heures après, la malade est plus calme, mais ne veut pas boire.

Le 13. — Minuit quarante-cinq ; 9ᵉ crise. Temp. : 38°2.

Une heure trente-cinq, 10ᵉ crise. Temp. : 38°4.

Deux heures, elle prend un bol de lait et de l'eau de Vichy.

Trois heures, 11ᵉ crise. Temp. : 38°5 ; à partir de ce moment elle est calme. Dans la matinée, elle boit environ 2 litres de lait et 1 litre d'eau de Vichy.

Sept heures. Temp. : 37°.

Dix heures, M. le professeur Vallois pratique le toucher et constate que l'état du col est le même que la veille au soir, il arrive sur la poche des eaux qui bombe. Les bruits du cœur fœtal sont bons.

La femme urine sous elle abondamment et, à l'analyse de quelques gouttes que l'on peut recueillir, on trouve approximativement une grande quantité d'albumine par le procédé de la chaleur, avec l'acide acétique l'urine devient blanche comme du lait, on ne peut la doser vu la petite quantité d'urine que l'on a pu recueillir.

Pendant toute la journée, la malade est très calme, mais dans un état demi-comateux ; elle boit 5 litres de lait et 1 litre d'eau de Vichy. Miction très abondante.

Le 14. — Dans le courant de cette journée, la température a baissé, 36°4. Elle est très agitée. Elle a refusé de boire ; les crises se sont arrêtées.

Deux heures du soir. M. le professeur Vallois fait donner une injection de sérum de 500 grammes.

Quatre heures du soir. On donne un lavement salé de 200 grammes.

Sept heures du soir. La température est de 36°5.

La miction est très abondante ; l'analyse des urines recueillies par la sonde donne 4 grammes d'albumine.

Neuf heures du soir. On n'entend plus les bruits du cœur fœtal.

La malade est très calme, son intelligence se réveille. La nuit est bonne, elle boit 3 litres de lait et 1 litre d'eau de Vichy.

Le 15. — Six heures du matin, le col est encore long. Temp. : 36°7.

Cependant on arrive toujours sur les membranes.

Mictions et selles très abondantes. Les crises se sont arrêtées.

Elle passe une journée et une nuit calme. Elle boit jusqu'à 6 litres de lait et 1 litre d'eau de Vichy.

Le 16. — Dix heures du matin. Même état du col ; pas de contractions, pas de bruit du cœur. La malade a recouvré quelque peu ses facultés intellectuelles. Elle se plaint de céphalalgie.

3 litres de lait, demi-litre d'eau de Vichy dans la nuit.

Mictions et selles abondantes. Temp. : 36°3.

Le 17. — Six heures du matin. Col long paraissant se refermer. La malade est très calme et a repris toute sa connaissance. 6 litres de lait, 1 litre d'eau de Vichy.

Selles et mictions très abondantes. Temp. : m. 36°8, s. 36°5.

Le 18. — Même état, pas de Temp.

Le 19. — Même état. A l'analyse des urines, on trouve 2 grammes d'albumine.

On n'entend toujours pas de bruit du cœur, la femme, qui a toute sa lucidité d'esprit, dit qu'elle ne sent pas remuer.

Le 20. — Elle se plaint de quelques douleurs lombaires.

Six heures et demie du matin. Le col est presque effacé.

Dans la matinée elle accuse quelques douleurs.

Deux heures soir. Col complètement effacé.

Huit heures soir. D. 1 fr.; contractions faibles mais rapprochées.

Onze heures soir. D. 2 fr.; contractions plus intenses. La tête s'engage en O I G A bien fléchie.

Le 21. — Minuit un quart. Contractions très intenses; la poche des eaux se rompt spontanément. Liquide amniotique très abondant, de couleur rosée.

Deux heures et demie. D. 5 fr. La tête est dans l'excavation en OIGA.

Quatre heures quinze. La femme accouche d'un enfant mort et macéré du poids de 3 kil. 020. Injection vaginale au permanganate de potasse. Le placenta se décolle et, à cinq heures vingt, la délivrance s'effectue naturelle et complète avec une perte de sang assez considérable.

Injection intra-utérine au permanganate de potasse.

A l'examen du placenta on constate des foyers hémorragiques anciens et récents, il pèse 415 grammes. Les membranes sont complètes, on y remarque des cotylédons surnuméraires.

La malade va de mieux en mieux. Le régime lacté absolu est continué.

Actuellement, les suites de couches sont physiologiques. L'analyse des urines ne donne plus que 1 gramme d'albumine.

Sortie le 27 juin en parfait état de santé.

Observation IV

(Recueillie à la Maternité de Montpellier).

La nommée J. C...., secondipare, est transportée à la clinique d'accouchements le 22 mai, à trois heures du soir, pour des crises d'éclampsie (elle en a eu quatre en ville). Elle paraît assez calme; œdème considérable des membres inférieurs et de la face. Elle répond aux questions qu'on lui adresse; elle dit être enceinte de huit mois environ. Par le palper on trouve une tête mobile au détroit supérieur, impossible de déterminer la position du fœtus vu l'épaisseur de la paroi abdominale.

A l'auscultation, on entend les bruits du cœur à gauche de la ligne médiane.

Au toucher, on trouve un col épais diminué de longueur, l'orifice externe est entr'ouvert, la poche des eaux est intacte. La femme accuse quelques douleurs.

Après avoir fait une injection vaginale au permanganate de potasse on sonde la femme et on analyse les urines ; on trouve 12 grammes d'albumine ce qui confirme le diagnostic d'éclampsie. On donne un grand lavement évacuatif avec 2 cuillerés de glycérine suivie d'un lavement de :

Chloral. . . . . 6 grammes
Lait . . . . 120 —

Temp. 37° ; pouls normal. La malade boit du lait et de l'eau de Vichy.

Six heures. M. le professeur agrégé Vallois, appelé dans son service, pratique une saignée de 300 grammes suivie d'une injection de 600 grammes de sérum.

Neuf heures soir. Elle se plaint de douleurs lombaires. Au toucher, on trouve une dilatation de 1 fr. Quelques minutes après, la poche des eaux se rompt spontanément.

Dix heures cinquante soir. La tête est au périnée en O. P.

Onze heures soir. La femme accouche spontanément d'un enfant en état d'asphyxie bleue, ranimé avec peine par des flagellations et des frictions à l'alcool. Il pèse 1 kilogr. 930 ; on le met en couveuse.

Onze heures quarante soir. Délivrance naturelle et complète sans incidents ; à l'examen du placenta, foyers hémorragiques anciens et récents, poids 310. Mensuration, 28-12. Membranes complètes : un cotylédon accessoire.

Injection vaginale chaude et antiseptique suivie d'une injection intra-utérine. Permanganate de K.

Nuit calme, miction abondante. Elle boit une grande quantité de lait et d'eau de Vichy. Temp. m. 36°8 ; s. 36°9.

Le 23. — Pas de température, pas de crise depuis son entrée dans le service. L'enfant meurt, à l'autopsie on ne constate aucune lésion macroscopique capable d'expliquer la mort.

Dans la journée la malade ne boit pas.

Nuit très agitée ; la malade divague ; elle parle beaucoup.

Le 24. — Nuit très agitée.

Deux heures soir. Lavement de :

Chloral. . . . . 6 grammes.

Lait. . . . . 120 —

Toujours aussi agitée, elle est très cyanosée.

Miction abondante. Elle boit 2 litre de lait environ. Temp. : m. 36°4 : s. 37°2.

Le 25. — Six heures soir, il faut lui mettre la camisole de force, elle ne boit pas, on a de la peine à la tenir au lit, elle a les yeux égarés. Neuf heures du soir. On arrive à lui faire prendre deux tasses de lait. Temp. : matin, 37°4 ; soir, 37°7.

Le 26. — Même état. Sept heures matin, lavement évacuatif. Miction involontaire. Elle boit dans la matinée un litre de lait. Trois heures, lavement de :

Eau bouillie. . . . . 1 litre

Chlorure de sodium. . . . . 7 grammes

Temp. : matin, 37°7 ; soir, 38°2.

Le 27. — Même état. Malade divague de plus en plus, difficulté pour la faire boire. Miction abondante. Trois heures, injection de sérum, 700 grammes. Temp. : matin, 37°7 ; soir, 37°4.

Le 28. — Même état. De plus en plus agitée. Elle a bu deux litres de lait dans la journée. Temp. : 38° ; soir, 37°.

Le 29. — Le malade ne boit plus. Temp. : 38° ; soir, 37°4. Analyse des urines : 1 gr. 50 d'albumine.

Le 30. — Dans la journée elle n'a pas bu, elle délire de plus en plus. Trois heures soir, injection de sérum, 500 grammes. Quatre heures, lavement évacuatif. Miction moins abondantes. Temp. : 37°3 ; soir 37°5.

Les jours suivants, l'état physique de la malade s'améliore, mais elle continue à présenter des troubles mentaux qui nécessitèrent dans la suite son internement.

Observation V

(Recueillie à la Maternité de Montpellier)

Eclampsie du post-partum

La nommée E. A., épouse C., âgée de vingt et un ans, enceinte de sept mois, primipare, est transportée à la clinique obstétricale le 22 mai, à trois heures soir.

Antécédents héréditaires. — Nuls.

Antécédents personnels. — Nuls.

La grossesse s'est bien passée jusqu'au sixième mois. Vers cette époque, elle a souffert de céphalalgies violentes, de douleurs épigastriques et elle a eu des troubles de la vue ainsi que de l'anasarque généralisée, au point que les parents, frappés de cet embonpoint anormal, conseillent à la malade de consulter un médecin, ce qu'elle ne fait pas. L'œdème et la céphalalgie s'accentuent de plus en plus.

Le 22 mai, à cinq heures du matin, souffrant d'une violente céphaée, pour se soulager elle prend un bain de pied, elle est prise à ce moment d'une *crise ;* une heure après, *seconde crise,* le docteur Guérin, ex-chef de clinique à la clinique obstétricale de Montpellier, est appelé, il ordonne le transport de la malade à la clinique. Pendant ce temps elle a *deux autres crises.*

Le 22. — Trois heures soir. A son entrée, toilette vulvaire et injection vaginale antiseptique. Grand lavement évacuatif glycérine suivi d'un lavement de chloral :   6 grammes.

lait : 120 grammes.

Trois heures et demie, cinquième crise. Temp. 37°. Inhalation de chloroforme, précautions ordinaires contre les morsures de la langue.

L'anasarque est telle que les yeux disparaissent dans la bouffissure de la face, les membres supérieurs et inférieurs sont énormes. On ne peut pratiquer ni le palper, ni l'auscultation, encore moins le toucher, à cause de l'agitation de la malade ; le cathétérisme même est impossible.

Cinq heures, sixième crise. Temp. 37°,2.

Cinq heures et demie, M. le professeur agrégé Vallois, chef de service, pratique avec beaucoup de difficulté une saignée de 300 grammes, suivie d'une injection de sérum de 700 grammes.

La malade refuse de boire, agitation extrême.

Neuf heures. Lavement de chloral :   6 grammes.

lait : 120 grammes.

Nuit calme, elle refuse toujours de boire.

Le 23. — Temp. matin, 37°. La malade boit du lait et de l'eau de Vichy, les mictions et les selles sont abondantes, elle est plus calme et reste dans un état demi-comateux. Le soir, elle répond aux questions qu'on lui adresse. Analyse des urines recueillie par le cathétérisme : 13 grammes, albumine.

Le 24. — La malade va de mieux en mieux. Temp. 36°,5. Miction abondante. Elle a toute sa lucidité d'esprit, au palper on trouve un sommet engagé. A l'auscultation, on trouve les, bruits du cœur du fœtus à gauche de la ligne médiane. Au toucher, le col est long. Le soir, la malade se plaint de violentes céphalalgies.

Le 25. — Même état. Temp.: 37°. Quelques céphalalgies.

On entend toujours les bruits du cœur du fœtus.

Deux injections vaginales antiseptiques de permanganate de K sont données comme les jours précédents. Le mieux s'accentue quoique l'œdème n'ait pas disparu. Le régime lacté absolu est continué (5 litres de lait, 1 litre d'eau de Vichy).

Le 26. — Huit heures du soir, céphalalgie très violente. Vers onze heures du soir, on lui donne un lavement avec 3 grammes de chloral. On n'entend plus les bruits du cœur du fœtus.

Le 27. — La malade qui, depuis le 22 mai au soir, n'avait pas eu de crise, en a une très violente (sept minutes) Temp.: 36°9 dans la matinée.

Dix heures trente soir, crise (huit minutes) très forte, Temp.: 36°8;

Une heure quarante soir, crise (neuf minutes) très forte, Temp.: 36°5;

Deux heures dix soir, crise (dix minutes) très fortes, Temp.: 37°5;

Trois heures soir, injection de sérum 700 grammes;

Six heures soir, crise, Temp.: 38°2.

Pendant les périodes de convulsions toniques et cloniques, inhalation de chloroforme.

Lavement chloralé. La malade boit difficilement dans la journée.

Six heures soir, grande saignée (400 grammes). Injection de sérum 500 grammes.

La malade à partir de ce moment n'a plus de crise, mais reste dans un état comateux.

Le 28. — Dix heures matin. On touche la malade et on constate que le col a toute sa longueur, mais les deux orifices sont ouverts et le doigt pénètre jusqu'aux membranes.

Persistance de l'état demi-comateux. Difficulté pour faire boire la malade. Selles et mictions involontaires et fréquentes.

Trois heures soir, injection de sérum 500 grammes.

Six heures soir, le toucher pratiqué fait constater que le col est en voie d'effacement, Temp.: matin 38°6, soir 38°3.

Le 29. — La malade passe la nuit dans un état demi-comateux, pas de crise, grandes difficultés pour la faire boire.

Onze heures matin, M. le chef de service Vallois trouve le col complètement effacé et l'orifice utérin dilaté comme 2 francs. Les membranes sont intactes, la tête fœtale fortement allongée plonge dans l'excavation ; on distingue nettement les deux fontanelles, mobilité extrême des os de la voûte. Le col et le segment inférieur forme une sorte d'entonnoir dont le sommet répond à l'orifice utérin. La tête recouverte par les membranes vient en quelque sorte se mouler sur la face interne de ce cône. En raison de la forme conique affectée par le col, M. le professeur agrégé Vallois renonce à employer l'écarteur de Tarnier et préfère la dilatation manuelle. Il introduit successivement dans l'orifice utérin: l'index, le médius et les doigts suivants. Puis, écartant les doigts, il les retire en cône formant ainsi un dilatateur manuel, la dilatation atteignant les dimensions d'une paume de la main et les bords de l'orifice utérin étant complètement dilatables, il rompt les membranes, complète la dilatation par le même procédé manuel et fait une application de forceps. L'anneau de Bandl était senti nettement. La tête est saisie facilement et régulièrement par les cuillers du forceps et dégagée sans la moindre difficultée n déchirure. L'intervention, dilatation et extraction n'a pas durée plus d'un quart d'heure.

Enfant mort depuis quelques jours (poids 1,550 grammes) ayant subi un commencement de macération. Os du crâne mobiles, les uns sur les autres, la tête a perdu sa forme normale. Délivrance naturelle un quart d'heure après l'extraction du fœtus. Le placenta (poids 270 grammes) est petit et présente des noyaux hémorragiques anciens ou récents. Temp. : matin, 37°6 ; soir, 38°5. Deux heures soir injection de sérum, 500 grammes. La malade reste toujours dans un état comateux.

Le 30. — Temp. : matin, 39°1. La malade est resté dans le coma toute la nuit. Huit heures matin, râles trachéaux, inhalation d'oxygène. Dix heures matin : Mort.

Observation VI

(Recueillie à la Maternité de Marseille)

Femme, dix-neuf ans, primipare, arrive dans le service après avoir eu 10 accès chez elle et dans le coma le plus complet.

Dès son arrivée, la malade est soumise aux inhalations de chloroforme. **Examen** : Sommet en O.I.G.A., auscultation *nulle*, orifice externe ouvert, sommet ballotant.

Les urines contiennent 7 grammes d'albumine. Les accès se continuent dans l'ordre suivant :

Cinq heures :	accès durant une minute.
Cinq heures quarante-cinq :	— une minute.
Sept heures :	— une minute et demie.
Sept heures et quart :	—. deux minutes.

On pratique une saignée de 250 grammes suivie d'une injection sous-cutanée de 300 grammes de sérum artificiel.

Chloroforme entre les accès. Lavement purgatif, puis lavement de chloral. Temp. : 39°5. Tension : 13.

Huit heures dix :	accès durant deux minutes.
Huit heures et demie :	— deux minutes.

Commencement d'asphyxie. Respiration d'oxygène.

Neuf heures quarante-cinq :	accès durant une minute.
Dix heures quarante :	— deux minutes.
Minuit :	— deux minutes.

Le lendemain matin, Temp. : 38°6. Col en voie d'effacement, nouveau lavement de chloral.

A neuf heures quarante-cinq, dilatation complète, expulsion spontanée d'un fœtus *mort-macéré*, pesant 1,580 grammes.

Délivrance normale. Temp. : 38°8.

Injection sous-cutanée de 300 grammes de sérum artificiel.

Piqûre d'éther toutes les trois heures et lavement de chloral.

Depuis la veille, à partir de minuit, plus d'accès. La respiration devient stertoreuse et, à dix heures du soir, la femme meurt sans avoir pris connaissance.

Observation VII

(Recueillie à la Maternité de Marseille. — Cas cités par Bouffe de St-Blaise, *Gazette des Hôpitaux*. — Congrès international de Paris, 1900.)

Éclampsie sans albuminurie

Femme de la ville, arrive à terme le 24 octobre, six heures du matin. Dilatation cent sous. Présentation O. I. D. G. Œdème des grandes lèvres, *point d'albumine*. La femme est prise cependant d'une crise d'éclampsie durant une minute et demie. Application des forceps. Chloroforme. Fœtus sexe masculin, 3.900 grammes, *mort*. Hémorragie à la suite de la délivrance. Manque de rétraction du segment inférieur.

Injection intra-utérine et piqûre d'ergotine. **Temp.** : 38°8.

Tout rentre dans l'ordre, la femme part en bonne santé.

Observation VIII

(Recueillie à la Maternité de Marseille)

Observation qui montre, comme une expérience, l'influence du régime lacté.

Femme multipare de 6, dont 4 avortements.

Cette femme arrive dans le service le 11 novembre, à quatre heures du soir, elle a eu chez elle 7 à 8 crises.

Dès son arrivée, la malade est mise sous le chloroforme.

Examen : Sommet en O.I.G.A. Auscultation à gauche.

Col long, orifices ouverts, sommet ballottant au détroit supérieur. La malade est prise de nouveaux accès.

1er accès à	quatre heures,		durée	deux minutes.
2e	—	cinq	—	—	une minute et demie.
3e	—	six	—	et demie : —	une minute.
4e	—	sept	—	—	deux minutes.

Lavement purgatif suivi d'un lavement de chloral. Saignée de 200 grammes. Injection sous-cutanée de 500 grammes de sérum artificiel.

La femme est dans le coma jusqu'au lendemain. Nouvelle injection de 300 grammes de sérum.

Régime lacté absolu ensuite.

A son arrivée, cette femme présentait 12 grammes d'albumine.

Le 20 novembre, c'est-à-dire neuf jours après, la malade quitte l'hôpital sur sa demande sans accoucher. Aucune crise ne s'était reproduite, 2 grammes d'albumine.

Le 16 décembre, cette femme nous est amenée de nouveau après avoir eu 3 accès. Les urines contiennent 8 grammes d'albumine. Puis les accès s'arrêtent.

Observation IX

(Recueillie à la Maternité de Marseille)

Femme primipare, arrive de la ville, le 11 septembre, ayant des accès d'éclampsie. D'après la famille, elle aurait eu douze accès chez elle.

Cette femme paraît être dans son huitième mois. Auscultation : nulle.

A son arrivée, elle est reprise d'accès très rapprochés.

— neuf heures	durée une minute.
— neuf heures vingt-cinq	— deux minutes.
— neuf heures trente-cinq	— deux minutes.
— neuf heures quarante	— trois min. et dem.
— dix heures vingt-cinq	— une minute.
— onze heures	— une minute.
Accès onze heures quarante-cinq	— une minute.

Chloroforme entre les accès. Le travail n'avançant pas, on pratique une saignée de 300 grammes, après quoi, injection de 500 grammes de sérum artificiel. Les accès cessent, mais la malade fait continuellement des mouvements désordonnés pendant la nuit. Une potion de chloral lui est administrée ainsi que du lait. Lavement purgatif lavement de chloral. T. 39°3. Le lendemain matin, 6 heures, dilatation complète. On termine alors rapidement l'accouchement par l'application du forceps. Extraction d'un enfant mort-né, sexe féminin, poids 2,650. Délivrance normale. Journée calme, le lendemain purge à l'eau-de-vie allemande. Tension : 13.

Vers le soir, le pouls étant mauvais, injection sous-cutanée de 500 grammes de sérum, et le mieux se produit. Tension 15. Temp. 37°2. La femme sort du coma dans lequel elle était plongée jusqu'à ce moment. Régime lacté absolu.

Les urines contenant 8 grammes d'albumine à son arrivée, n'en contiennent plus que 1 gramme au bout de trois jours, puis elle diminue de jour en jour.

La malade va de mieux en mieux et part parfaitement guérie le quatorzième jour.

Observation X

(Recueillie à la Maternité de Marseille)

Femme primipare, âgée de vingt-huit ans, enceinte de six mois, arrive à la Maternité le 16 décembre, midi. Utérus peu développé (20 centimètres). Fœtus mobile, orifices complètement fermés. Auscultation nulle.

Cette femme est amenée dans un état comateux, après avoir eu chez elle, d'après renseignements pris, une vingtaine d'accès d'éclampsie.

Dès son arrivée, la malade est reprise d'accès intenses et assez rapprochés. 13 accès dans l'espace de sept heures.

Elle est soumise aussitôt aux inhalations de chloroforme, puis, après l'avoir sondée, on procède à l'examen des urines. Résultat : 14 grammes albumine.

Un lavement purgatif et lavement de chloral sont administrés.

Les accès se succèdent, jusqu'à huit heures du soir, dans l'ordre suivant :

1er accès	à une heure et demie,	durée	une minute.
2e —	à deux heures et demie,	—	une minute.
3e —	à deux heures trente-cinq,	—	une minute et demie.
4e —	à trois heures dix,	—	une minute et demie.
5e —	à trois heures quarante-cinq,	—	deux minutes.
6e —	à quatre heures quarante,	—	trois minutes.
7e —	à cinq heures vingt,	—	une minute et demie.
8e —	à cinq heures vingt-deux,	—	deux minutes.
9e —	à cinq heures vingt-cinq.	—	deux minutes.
10e —	à six heures quarante,	—	trois minutes.
11e —	à six heures quarante-cinq,	—	cinq minutes.
12e —	à six heures quarante-sept,	—	deux minutes.
13e —	à sept heures cinquante,	—	deux minutes.

A partir de huit heures du soir, aucun accès ne se reproduit.

La femme, jusque-là dans un état de stupeur complète, semble recouvrir peu à peu la sensibilité. Elle répond plus ou moins aux questions qui lui sont adressées, mais ne se rend encore nullement compte de ce qui se passe autour d'elle.

Puis, très agitée, elle fait des mouvements désordonnés et menace de tomber du lit à chaque instant, mais peut boire du lait assez abon‑damment. Plusieurs lavements de chloral sont encore administrés à intervalle de cinq heures.

Les jours suivants, la malade est toujours agitée, mais aucun accès ne se reproduit. La malade recouvre son intelligence, mais présente des troubles de la vue et se plaint beaucoup d'une douleur à l'épigas‑tre. L'albumine diminue : 8 grammes, puis 2 grammes les jours sui‑vents. Constipation opiniâtre. Purge à l'eau-de-vie allemande.

Le 26 décembre, c'est-à-dire dix jours après son arrivée, cette femme est prise de contractions. Le travail se déclare et elle expulse, au bout de quelques heures et à dilatation de fond de verre, un fœtus mort-macéré, du poids de 550 grammes. Placenta, 170 grammes. Foyers hémorragiques. 50 centigr. album. au moment de l'accouche‑ment.

Sortie en bon état.

Observation XI

(Recueillie à la Maternité de Marseille)

Femme primipare, âgée de seize ans et demi, en travail, le 17 mars, à deux heures du soir.

Tout semble marcher normalement jusqu'à dilatation du diamètre d'une pièce de 5 francs.

A ce moment, elle est prise tout à coup de convulsions qui font pen‑ser à un accès d'éclampsie, bien que les symptômes précurseurs aient fait défaut ; il ne reste donc qu'une longue période tonique qui dure une minute et demi et qui n'est pas suivie de période clo‑ique. On remarque encore que le regard, au lieu de se porter à gauche se porte à droite.

La femme, malgré cela, reste dans un état comateux et est reprise d'un nouvel accès, dix minutes après, qui vient confirmer le diagnos‑tic d'éclampsie. Cet accès est très caractéristique et dure trois minu‑tes.

Trois accès se répètent encore ensuite à quelques minutes d'inter‑valle. L'examen des urines fait avant l'accouchement au point de vue albumine est absolument négatif.

La malade est mise sous le chloroforme : la poche des eaux se rompt intempestivement, le liquide qui s'écoule est peu abondant et fortement teinté de méconium, le fœtus semble souffrir, les bruits du cœur sont très sourds et irréguliers.

A dilatation complète, on s'empresse d'appliquer le forceps. Un fœtus sexe masculin du poid de 3,420 est extrait en assez bonne santé.

La délivrance se fait normalement vingt minutes après l'extraction.

Une injection intra-utérine est donnée. La femme recouvre sa connaissance. Régime lacté absolu.

Après l'accouchement, cette femme, surveillée, est reprise d'accès assez fréquents.

1er accès à neuf heures et demie durée deux minutes.

2e — dix heures vingt-cinq — deux minutes.

3e — dix heures quarante — trois minutes.

4e — onze heures — trois minutes.

5c — douze heures trente cinq — trois minutes.

6e — deux heures et une — trois minutes.

7e — trois heures. — trois minutes.

8e — cinq heures — minutes.

Les urines contiennent 7 grammes d'albumine.

Tension entre 14 et 15. Températures 38°5 et 39°.

La malade n'urine presque pas, 120 grammes en vingt-quatre heures les jours suivants.

Puis les urines deviennent plus abondantes et l'albumine disparait. La femme va de mieux en mieux et commence à manger.

Examen des urines :

> Densité 1,023.
>
> Point de congélation 156.
>
> Chlorures 10 grammes par litre.

Diazo-réaction, négative.

> Albumine : Globuline 0,50
>
> — Sérum 0,70

Traitement: Chloroforme, purge à l'huile de ricin, potion au chloral. Départ, après guérison complète au bout du dix-septième jour.

Observation IX

(Observation rédigée sur des notes dues à l'obligeance de M. le docteur PLATON, chef de clinique.)

Le 12février 1902, le docteur Platon est appelé d'urgence par un de ses confrères, pour une femme enceinte de sept mois et demi environ en état de mal éclamptique.

Cette femme est âgée de vingt-trois ans, primipare. La sage-femme chez qui elle se trouve comme pensionnaire ne s'est pas préoccupée de faire analyser les urines de la malade qui, par conséquent, n'a pas été soumise au régime lacté. Les deux médecins ont été appelés d'urgence.

Les crises ont commencé la veille au soir 11 février, vers sept heures·du soir.

A son arrivée, le docteur Platon trouve la malade dans un état alarmant. Les crises éclamptiques sont subintrantes. Dyspnée. Respiration de Cheyne-Stokes. L'analyse clinique de l'urine recueillie à l'aide de cathétérisme décèle de l'albumine en très grande quantité.

Le premier médecin appelé a fait des inhalations de chloroforme et administré de chloral par la voie rectale ; la marche des accès n'a pas parue être influencée par cette médication.

En face d'une pareille situation, le docteur Platon propose de provoquer l'accouchement.

La dilatation du col avec les doigts est assez facile. On place les ballons Champetier n° 1, puis n° 2, puis n° 3.

Pendant ce temps, saignée de 300 grammes et injection de sérum artificiel (eau salée à 7 pour 1000). Le crises semblent diminuer ; l'état général se relève.

Dilatation complète à trois heures du matin. Rupture de la poche des eaux. Expulsion facile d'un enfant mort du sexe masculin. Pendant l'expulsion, la sage-femme commet une faute contre l'asepsie.

Le 13. — Les crises ont cessé. Dans la soirée la malade recouvre toutes ses facultés. Pas de température. La malade boit du lait. L'analyse des urines montre une quantité d'albumine beaucoup moindre que la veille.

Le 14. — L'amélioration continue.

Le 15. — Matin, T. 38°3; soir, T. 39°. La malade est prise de frisson. Le docteur Platon est appelé d'urgence. Il pratique une injection intra-utérine. Il fait une injection hypodermique d'eau salée. Il ordonne un cachet de quinine. Injection hypodermique du sérum antistreptococcique.

Le 16. — Matin, T. 39°7 ; soir, T. 39°.

Le 17. — L'état de la malade s'aggrave de plus en plus. Un curettage est proposé qui est refusé.

Le 18. — Mort avec tous les symptômes d'une septicémie puerpérale.

Observation X

(Rédigée sur les notes prises par le docteur PLATON, chef de clinique
à la clinique obstétricale de Marseille. — Janvier 1899).

Marguerite X..., primipare, âgée de dix-neuf ans, chez une sage-femme.

Antécédents héréditaires. —?

Antécédents personnels. — Nuls.

L'analyse des urines n'a pas été faite pendant la grossesse. Les crises d'éclampsies ont éclaté dès le début du travail, l'analyse des urines décèle une grande quantité d'albumine.

Appelé à deux heures et demie, le docteur Platon trouve la parturiente en état de mal avec crises subintrantes. Inhalations de chloroforme, injection de sérum artificiel, lavement de chloral. Le col commence à s'effacer. Le canal cervical est perméable.

Trois heures et demie : Application du ballon Champetier de Ribes.

Cinq heures : Dilatation suffisante pour permettre une application de forceps.

Tête en O.I.D.P. — Naissance d'un enfant du sexe féminin vivant, bien constitué, présentant une malformation du voile du palais (défaut de la soudure médiane) gênant l'enfant pour téter. Mise en nourrice, cette enfant meurt entre le douzième et le treizième jour.

La mère présente une forte hémorragie de la délivrance qui tient lieu d'une phlébotomie.

Les crises continuent aussi fortes après l'accouchement, pendant toute la nuit et tout le lendemain. Inhalations de chloroforme pendant les crises, lavement de chloral. Bromure de potassium en potion. Hypodermatoclyse.

Consultation avec le docteur Coste, médecin-chef de service des hôpitaux de Marseille. État très grave. Injection hypodermique de 0,01 cg. de morphine, les crises se calment ; une heure après, seconde injection de morphine, disparition complète des crises.

Les jours suivants, elle présenta de la manie hystérique, avec poses passionnelles, hallucinations visuelles et auditives. Consultation avec le docteur Boubila, médecin-chef de l'asile des aliénés de Marseille, le huitième jour.

Ces phénomènes névropathiques s'amendent de plus en plus. Guérison complète le quinzième jour.

L'albuminurie persista pendant deux mois. Le régime lacté et le changement d'air la rétablirent complètement.

CONCLUSIONS

I. — Il n'y a pas de traitement spécifique de l'éclampsie : les différentes méthodes proposées ne répondent qu'à certaines indications cliniques, mais non à toutes.

II. — Le traitement médical de l'éclampsie doit être à la fois curatif et symptomatique :

1° Le traitement curatif (régime lacté, antisepsie intestinale, saignée et injection d'eau salée), sera surtout institué pendant la période prééclamptique.

2° Le traitement symptomatique (chloroforme, chloral, oxygène), associé au traitement curatif, sera institué pendant la période des crises.

III. — Le traitement obstétrical de l'éclampsie ne doit être que le complément du traitement médical, lorsque celui-ci a échoué, et doit répondre à certaines indications qu'il est impossible de préciser et que le clinicien doit apprécier.

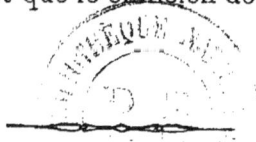

www.ingramcontent.com/pod-product-compliance
Lightning Source LLC
Chambersburg PA
CBHW050554210326
41521CB00008B/959